善用月子期，
调出好体质

许鼓 于伟 ◎主编

黑龙江科学技术出版社
HEILONGJIANG SCIENCE AND TECHNOLOGY PRESS

图书在版编目（CIP）数据

善用月子期，调出好体质 / 许鼓，于伟主编 . -- 哈尔滨：黑龙江科学技术出版社，2018.5
（幸福女人）
ISBN 978-7-5388-9582-7

Ⅰ . ①善… Ⅱ . ①许… ②于… Ⅲ . ①产褥期 - 妇幼保健 - 基本知识②产妇 - 妇幼保健 - 食谱 Ⅳ . ① R714.6 ② TS972.164

中国版本图书馆 CIP 数据核字 (2018) 第 048586 号

善 用 月 子 期 ， 调 出 好 体 质
SHANYONG YUEZI QI , TIAOCHU HAO TIZHI

作　者	许鼓　于伟
项目总监	薛方闻
责任编辑	马远洋
策　划	深圳市金版文化发展股份有限公司
封面设计	深圳市金版文化发展股份有限公司
出　版	黑龙江科学技术出版社
	地址：哈尔滨市南岗区公安街 70-2 号　邮编：150007
	电话：（0451）53642106　传真：（0451）53642143
	网址：www.lkcbs.cn
发　行	全国新华书店
印　刷	深圳市雅佳图印刷有限公司
开　本	685 mm × 920 mm　1/16
印　张	13
字　数	200 千字
版　次	2018 年 5 月第 1 版
印　次	2018 年 5 月第 1 次印刷
书　号	ISBN 978-7-5388-9582-7
定　价	39.80 元

推荐序
PREFACE

月子，是女人一生中改善体质的黄金期

邵玉芬

上海医科大学营养医学研究中心主任
复旦大学公共卫生学院教授
国务院特殊津贴获得者
国内外孕期营养学泰斗

如果说婚姻是女人第二次投胎，坐月子就是女人第二次发育。祖国传统医学认为，女人有三个改变体质的关键期：初潮期、月子期、更年期。月子期是女人改善体质最关键也是最有效的时期，坐好月子，女人身体会更好；坐不好月子，女人的身体会有各种不适。

中国女人坐月子可以追溯到西汉《礼记·内则》，称之为"月内"，距今已有两千多年的历史，为产后必须的仪式性行为。现代医学认为，产后女性的生殖系统、内分泌系统、消化系统、循环系统、呼吸系统、泌尿系统、神经系统等都发生了重大变化，各个系统都需要调整和恢复。中医认为，产后女性的身体处在"血不足，气亦虚"的状态。因此，"坐月子"是协助产妇顺利度过人生生理和心理转折的关键时期。

具体地讲，就是女性在怀孕期间，母体提供许多养分给胎儿，到了分娩时失血伤津、流汗、子宫强烈收缩、气血大亏。如果护理不当，遭遇风邪、寒凉，就容易影响身体的复原，体内原本就存在的

一些毛病也容易伺机发作，如腰酸、过敏、头痛、筋骨酸痛等。而同时，怀孕生产时母体新陈代谢加快，如果把握住坐月子这个时机，采用合理的饮食和生活方式，对症治疗，则可改善以往存在的过敏、气喘、怕冷、长黑斑、长皱纹、溃疡、掉发、肢体酸痛、便秘、易疲劳等症状，甚至可以纠正肥胖或过瘦的体形。

另一方面，产前母体的各个系统都会发生一系列的适应性变化：子宫肌细胞肥大、增殖、变长，心脏负担增大，肺脏负担加重，肾脏也略有增大，输尿管增粗，肌张力减低、蠕动减弱，其他如内分泌、皮肤、骨、关节、韧带等都会发生相应改变。而坐月子的过程实际上是一个新妈妈整个生殖系统恢复的过程：子宫体回缩需要6周才能恢复到接近非孕期子宫的大小，胎盘附着处子宫内膜的全部再生修复也需6周，产后腹壁紧张度的恢复也需要6~8周的时间。

所以，月子是一个关乎女性一生身心健康的关键时期。产妇须运用正确的调理方法、恰当的食补与食疗、适度的运动，使生殖器官、内脏器官复原，使新妈妈的体能、体质逐渐恢复，甚至调养得比怀孕之前更好。

我们的祖先流传下来许多宝贵的坐月子方法和经验，但也有许多关于坐月子的陈规旧俗，如产后一个月内不能刷牙、不能洗澡等，给产妇带来了困惑和压力，也已经被证实是不合理的。新时代的女性面临更多的压力与挑战，需要更好更科学的坐月子宝典，本人此次应出版社邀请，将多年的临床经验转化成文字，将更科学、更符合时代需求的坐月子方式做了一个总结，希望能为新手妈妈们提供帮助。

本书不仅阐述了传统坐月子的理论与新生儿的喂养与护理，还结合现代健康生活的观念，为新妈妈们提供了完整的保养知识与诀窍，让每个生产的女人通过书中的指导，将体质、心态调整到最佳，不仅怀孕生产后不会变胖、变老、留下后遗症，而且会脱胎换骨，变得更健康、更美丽。

目 录
CONTENTS

第一章 产后康复好，女人一生健康

002 1.为什么女人生完孩子要坐月子

003 2.产后如何科学坐月子

005 3.月子病月子养

第二章 产后妈妈的第一周应该如何调养

008 1.妈妈产后第一次下床

009 2.产后妈妈第一次大小便

010 3.剖宫产妈妈要注意的事项

014 4.新妈妈要使用产妇专用的卫生巾

015 5.产后宫缩痛如何缓解

016 6.减轻产后阴道疼痛的不同方法

017 7.产后睡觉的姿势

018 8.剖腹产后母乳喂养正确姿势

020 9.产后出汗多怎么调理

022 10.产后双乳胀满、疼痛怎么调理

023 11.本周排除恶露、恢复元气最重要

023 12.产后不应立即进补

024 13.产后为什么不能立即喝鸡汤

025 14.按照自己的体质坐月子

026 15. 红糖虽好也要适量

027 16.产后发奶先喝清淡的汤

028 17.产后血虚热的食疗方法

029 18.产后第1周营养月子餐

第三章 产后妈妈的第二周应该如何调养

036 1.哺乳期如何正确清洁乳房

037 2.哺乳期妈妈内衣选购小窍门

037 3.为什么坐月子会拉肚子

038 4.月子期间正确的刷牙方法

039 5.科学的月子期洗澡方法

041 6.预防产后子宫下垂的几个办法

044 7.走出产后抑郁的误区

052 8.多吃补血养气、护肾的食物

053 9.饮食应以精、杂、稀、软为主要原则

054 10.拒绝乱补，正确选补

056 11.饮食合理，荤素搭配促进身体健康

057 12.产后第2周营养月子餐

第四章　产后妈妈的第三周应该如何调养

064　1.每天保证充足的睡眠

065　2.母乳喂养的十大秘籍

067　3.做好心理调适

067　4.产后偏头痛如何缓解

071　5.产后恶露不尽怎么调理

073　6.产后宫颈炎

075　7.可以开始进补了

076　8.药膳进补要适当

077　9.进补小窍门

077　10.多餐少食的好处

078　11.揭秘哺乳妈妈要补充的几种营养

080　12.冬季暖月子食补秘诀

081　13.产后第3周营养月子餐

第五章 产后妈妈的第四周应该如何调养

088 1.应对产后乳腺炎的良策

088 2.产后老是口渴正常吗

090 3.产后千万别哭，注意保护眼睛

091 4.注意个人卫生，注意保暖

092 5.宝宝出满月后可以出去透透气

092 6.产后乳腺炎可用中医调理

095 7.解决产后背部疼痛的方法

098 8.产后易患盆腔炎

100 9.产后缺乳巧按摩

104 10.新妈妈不能盲目节食

104 11.补充足量的蛋白质

105 12.增加维生素的摄入

106 13.喝汤吃肉同时进补

106 14.健脑食物很关键

107 15.产后第4周营养月子餐

第六章　　产后妈妈的第五周应该如何调养

112　　1.产后怎样护理肌肤

113　　2.坚持凯格尔训练

113　　3.哺乳期要坚持避孕

114　　4.新妈妈如何恢复窈窕身段

115　　5.产后全身关节疼痛是怎么回事

136　　6.阴道松弛是可以恢复的

139　　7.怎样防止乳房变形

145　　8.产后脱发应注意饮食并保持乐观情绪

148　　9.坐月子可以吃什么水果

149　　10.进入补钙的最佳时间

149　　11.鸡蛋不宜多吃

150　　12.吃饭不要吃太饱

150　　13.切忌过度进补

151　　14.产后第5周营养月子餐

第七章 产后妈妈的第六周应该如何调养

156 　1.怎样缓解剖腹产伤口发痒

157 　2.消除剖腹产疤痕的小窍门

158 　3.产后42天要做健康检查

160 　4.产后不宜过早开始性生活

161 　5.避孕，选择最适合自己的方式

162 　6.产后腰痛别不当回事

167 　7.小妙招缓解产后酸痛

175 　8.新妈妈为什么产后容易得痔疮

178 　9.重拾激情，拒绝产后性冷淡

188 　10.产后为什么白带增多了

191 　11.冷饭冷菜吃不得

191 　12.吃巧克力有禁忌

192 　13.不宜喝浓茶、咖啡、碳酸饮料

192 　14.产后3个月内忌多吃味精

193 　15.月子期间喝什么水

194 　16.产后第6周营养月子餐

第一章

产后康复好，
女人一生健康

　　女人的一生有三个健康关键期：经期、孕产期、更年期，其中孕产期是最重要的，所以孕产期也是妈妈把身体调理好的关键时期。按照中国人的传统习惯，在孕产期最重要的调理方式就是"坐月子"。"坐月子"实际上也是产后妈妈整个生殖系统恢复的过程，而且恢复得好不好，直接影响到产后妈妈的健康。

1. 为什么女人生完孩子要坐月子

中国人自古就很重视坐月子。千百年来，中国已经形成了独特的月子文化。文化讲究的是传承，但是现在的很多年轻人拒绝坐月子，因为她们从小接受西方的教育，耳濡目染的是西方的文化。她们认为，西方人都不坐月子，生完孩子出了医院就去上班，我们中国人也没有必要坐月子，坐月子是中国传统文化中的糟粕。事实真是这样吗？

其实不然。一方水土养一方人，"橘生于淮南则为橘，生于淮北则为枳"。水土不同，差异就会出现，何况我们除了水土不同外，最大的不同就是体质不同。

西方人以肉食为主，中国人自古就以素食为主，这种饮食结构上的差异，是造成体质不同的根本原因。从体质上说，喜肉的他们多为热性体质，湿气很重，为了把这些浊气散出去，通常他们的毛孔很大，骨节也长得很粗；而我们由于饮食清淡，体质收敛的力度大于宣发的力度，所以我们体毛很轻，皮肤紧密、细腻，毛孔很小，骨节也特别细密。这就是他们和我们东方人的肌肤腠理的区别。

既然体质不同，养护的方式自然也会不同。就像养不同的花，我们需要浇不一样多的水；收藏不同的宝石，也需要给予不同的养护。古人讲究养玉，一个"养"字就道出了玉是有生命的物质。

中国人就像玉一样，需要养，而且需要以我们自己的方式来养，坐月子就是其中之一。

2. 产后如何科学坐月子

新妈妈分娩之后，生理上会发生很大的变化。

第一是生殖器官

宝宝出生以后，新妈妈的子宫颈和外阴会变得柔软，子宫内膜出现了创口和脱落物。在自然生产的情况下，新妈妈的外阴需要十多天才能复原，子宫需要大约 42 天才能复原，而子宫内膜则需要大约 56 天的复原期。在分娩过程中，宝宝经过妈妈的子宫、阴道降生，给妈妈的生殖器官和机体带来一定程度的损伤。

第二是内脏器官

在宝宝没出生之前，新妈妈因为妊娠，心脏需要承受更大的压力，血流速度、心跳都会加快，血容量增加了 10%。因为子宫逐渐扩张，妈妈的心脏、胃都受到不同程度的挤压，肺部的负担也随之加重，肺通气量增加了 40%，鼻、咽部、气管黏膜还可能充血气肿。肾脏也略有变化，输尿管增粗，肌张力降低，肠胃蠕动减弱……这些器官形态、位置、功能的复原，也要靠新妈妈在月子里好好养护。

第三是新妈妈的体能和免疫力

由于新妈妈在分娩时出血较多，加上待产及生产时遭受的剧痛，消耗了新妈妈大量的体力，使新妈妈身体虚弱，免疫力下降，很容易受风寒的侵袭，这也需要很好的调补才能恢复。

坐月子的目的，就是运用正确的调理方法、恰当的食补与食疗、适度的运动，使生殖器官、内脏器官复原，使新妈妈的体能、体质逐渐恢复，甚至调养得比怀孕之前更好。

3. 月子病月子养

中医有句话，"月子里的病，月子里治"。意思是女人上次坐月子时得的病，只能等到下次坐月子时才能进行医治。因为只有到下次坐月子时，人全身的骨节才能再次打开，达到自然松开的状态，趁此机会，施以药石，将寒邪赶出，方能治好疾患。

那么月子病是怎么得的呢?

中医认为，一般情况下，人的骨节是闭合的。随着骨盆的打开，产后妈妈全身上下的筋骨腠理都处于一种开放松弛的状态。这时，风寒就容易乘虚而入，通过张开的骨节进入人体内。月子结束时，产后妈妈的骨盆和全身的筋骨腠理都会逐渐恢复到正常的闭合状态。因此，坐月子期间进入体内的寒邪也就会随之被闭锁在体内，从而引起肌肉、关节酸痛等。中医上称这种疾病为"产后风"，即月子病。

患有月子病的人，在月子结束后不久就会感到腰酸背痛。而大多数人则是病痛潜伏体内，在年纪大时才显露，会感觉全身疼，尤其是骨节隐隐作痛，有的人甚至会疼痛一生。

由于月子病是女性在月子期间患上的，所以最好能在月子里治，这样治愈的机会大些，如果拖到后面，治疗会越来越艰难。因为全身上下的筋骨腠理要全都达到一种开放松弛的状态，只有在月子期间才会出现，一旦月子结束，产后妈妈的骨盆和全身的筋骨腠理都会逐渐恢复到原来正常的闭合状态。此时不论采用任何药物，都很难驱散风寒，因为寒邪已经入骨了，所以产后妈妈要及时抓住这个治疗的最佳时机。

第二章

产后妈妈的第一周

应该如何调养

产后第一周，如同你的新生宝贝一样，你会面临许多"第一次"，如产后第一次下床，第一次排尿、排便等。这些在普通人看来再普通不过的事情，在产后都成为了你的一个个挑战。没事，掌握好窍门，这些事情都是小CASE。记住，当你遇到困难时，千万别泄气，看看身边的宝贝吧，来到这个陌生的世界，他所遇到的挑战可不比你少哦！

1. 妈妈产后第一次下床

哇，宝宝终于生出来了，好累！接下来新妈妈可以躺在床上休息个够了吧？错啦，新妈妈要适当运动才行哦！新妈妈在分娩后最初几天内应当保持充分的休息和睡眠，但早日下床活动及产后运动有利于身体的复原，所以产后可以完全卧床。

当然，什么时间开始下床活动要根据新妈妈的分娩情况、会阴有无伤口及产后身体状况来决定。一般情况下，自然分娩的新妈妈可以在产后6~8小时坐起来；剖宫产的新妈妈在术后24小时可以坐起。新妈妈们要多坐少睡，不能总躺在床上，否则不仅不利于身体的恢复，还容易降低排尿的敏感度，阻碍尿液的排出，引起尿潴留，并有可能导致血栓形成。

因此，如果分娩顺利，新妈妈产后可根据体力恢复情况及早下床，适当活动，但要避免长时间站立、久蹲或做重活，以防子宫脱垂。

自然分娩的新妈妈在产后可以先练习坐起来，随后即可下床活动。为了安全起见，新妈妈第一次下床时应有家属或护理人员陪伴协助，下床前先在床头坐 5 分钟，确定没有不舒服再起身。

下床排便前，新妈妈最好先吃点东西恢复体力，以免昏倒在厕所里。上厕所的时间如果较长，站起来的动作要尽量缓慢，不要突然站起来。万一新妈妈有头晕现象，照看的人要立刻扶她坐下来，让她把头向前放低，在原地休息一会儿，同时给新妈妈喝点热水，观察她的脸色，等血色恢复了再慢慢移动回到床上。如果有其他异常情况，则要立刻通知医护人员。

2. 妈妈产后第一次大小便

产后第一次排尿

　　正常情况下，新妈妈在分娩后2～4小时会排尿。另外，由于利尿剂的作用，在产后12～24小时尿量会大大增加。如果4小时后仍没有排尿，就必须请医护人员协助解决，因为尿潴留会增加尿道感染的概率，而且胀满的膀胱也可能使子宫移位，影响子宫收缩，甚至造成产后出血。

　　造成产后排尿不顺的原因有两种：一是由于膀胱、尿道因生产而受伤，出现水肿，新妈妈无法感觉膀胱满了；二是由于会阴伤口疼痛，腹内压减少，造成产后小便困难或解不干净的感觉。

产后第一次排便

　　产后的最初几天，新妈妈都会出现便秘的情况。这是由于肠道和腹部肌肉松弛造成的。因此，顺产的新妈妈从分娩当天就要开始多补充水分，并食用蔬菜水果来改善便秘。

3. 剖宫产新妈妈要注意的事项

刚刚经历完剖宫产手术，你会感觉身体好像已经不是自己的了，很多事情不能自主。没关系，这时候你还在医院里，护士、医生还有家人都会好好照顾你，而你也要积极配合他们哦！

去枕平卧

术后回到病房的新妈妈需要偏向一侧，去枕平卧。这样做的原因是大多剖宫产选用硬脊膜外腔麻醉方式，术后去枕平卧可以预防头痛；侧卧位时头偏向一侧，还可以预防呕吐物的误吸。

腹部放置沙袋

有时护士会在新妈妈的腹部放置一个沙袋，这样做是为了减少腹部伤口的渗血。此外，护士会按规定每隔一段时间为新妈妈测量血压、脉搏和体温，查看面色，还会观察小便的颜色、尿量的多少、尿管是否通畅等，并将这些情况记录下来。护士还会定时为新妈妈按摩子宫，观察子宫收缩和阴道流血的情况。

新妈妈咳嗽、恶心、呕吐时应用手压住伤口两侧，以防缝线断裂。翻身的时候，用一手捂住伤口，另一手抓住床边扶拦，利用手部力量翻身（而不是腹部的力量）。

禁食

在剖宫产术后6小时内新妈妈应当禁食，这是因为手术和麻醉药物的影响容易造成呕吐和误吸。同时，分娩后肠道功能受到抑制，肠蠕动减慢，肠腔内有积气，为了减轻肠内胀气，暂时也不应该进食。

适当补液

在分娩期，准妈妈体内能量和水分消耗很多，产后进食较少，这会使血液黏稠，加之孕期血液呈高凝状，故易形成血栓，诱发肺栓塞。自然分娩后的新妈妈，可以适当补充水分和营养剂；剖宫产的新妈妈由于手术的创伤和麻醉药物的影响，术后不能马上进食，因此在术后 3 天内可适当输液，以补足水分。

及时哺乳

如果新妈妈打算进行母乳喂养，做完手术进病房后就可以开始了。宝宝饿了，护士会把他抱给新妈妈，新妈妈一定要将这最珍贵的初乳喂给宝宝。让护士指导并帮助你在侧卧位的状态下喂奶，可以像抱橄榄球一样把宝宝夹在腋下喂奶，这样做不仅不会压迫到新妈妈的伤口，宝宝的吸吮还可以促进子宫收缩，减少子宫出血，使伤口尽快复原。

注意阴道出血

剖宫产通常子宫出血较多，丈夫应经常看一下新妈妈的阴道出血量，如远远超过月经量，则应立即通知医生，及时采取止血措施。

感觉恶心、瘙痒及时告诉医生

剖宫产手术后，新妈妈可能会觉得头重脚轻，甚至还会感到恶心。有时恶心会持续 48 小时，此时医生会用一些药物来减轻新妈妈的不适。

产后6小时可进食

在剖宫产后肠鸣音恢复前，新妈妈可口服温水或去渣的萝卜汤，以增强肠蠕动。6小时后，大多剖宫产新妈妈可恢复肠蠕动，这时可适当饮用一些排气类的汤，以促进排气，减少腹胀，同时也可以补充体内的水分。但是，一些容易发酵、产气多的食物，如糖类、黄豆、豆浆、淀粉类食物，一天当中不可多吃，否则腹胀会更加严重。手术后第2天才可以吃粥、藕粉等半流质食物。

尽早活动

剖宫产新妈妈腹部的沙袋需放置8小时。麻醉效果消退，知觉恢复后，新妈妈应在家人或护士的帮助下进行简单的肢体活动，如改变体位、翻翻身、动动腿；24小时后应该练习翻身、坐起，并下床慢慢活动；3天后如果新妈妈感觉体力稍好，应该下床走一走。适当活动能够促进血液循环，使伤口愈合更加迅速。

剖宫产与顺产的生理变化大致相同，但是因为有伤口的缘故，会有更多的不便。剖宫产新妈妈除了排尿、排气与伤口等需要特别照顾外，其他的生理护理都与顺产相同。

产后顺利排尿有窍门

　　新妈妈的尿管通常需留置1~2天，点滴拔除后1~2小时方可拔除尿管；一般可在拔除尿管后4~8小时内自己排小便，但是由于腹部伤口疼痛，不敢用力，容易造成排尿困难，遇到这种情况时可以这样做：

✽ 摄取足够的水分，避免尿液颜色深黄。

✽ 每隔3~4小时要排尿1次，并注意排尿时是否有灼热或刺痛的感觉，若有，应及时告诉医护人员，以防尿道感染。

预防伤口感染

　　剖宫产的伤口愈合约需1周的时间。肥胖的新妈妈由于皮下脂肪较厚，容易发生伤口感染。

　　剖宫产伤口的照顾必须遵循3个原则：一是保持干爽；二是在伤口没有渗湿或出血时视情况换药；三是由于伤口会疼痛，要特别注意翻身的技巧。

这样做有利于伤口愈合

● 第1周内不可接触过冷的水，洗脸、洗手均要用温水。

● 若伤口疼痛，可视情况服用止痛药。

● 7天内不可将伤口弄湿，保持伤口干燥，术后用擦澡的方式清洁身体为佳。

● 产后须用松紧适当的束腹带。在咳嗽、笑时，用手抚压束腹带，以固定伤口部位。

● 下床前先围上束腹带，用手的力量将身体移到床边，然后请家人帮忙摇高床头，侧身扶住床缘，先放下一只脚，再放另一只脚，坐5分钟后再下床，家人应在旁适时扶助。

● 千万不要因为伤口疼痛就不动，应该适当做些恢复运动。

4. 新妈妈要使用产妇专用的卫生巾

经调查发现，产后1周左右，50%~80%的新妈妈易产生抑郁症，而引起新妈妈抑郁的一个重要原因是产后伤口太痛。这时期，新妈妈除了要应付持续2~4周的恶露，还要肩负起照料婴儿的责任，而体内激素的变化、分娩时所承受的恐慌也会使新妈妈的生理、心理处于不稳定状态。使用高品质专用卫生巾可最大限度地减少新妈妈的疼痛，给予脆弱的新妈妈最体贴的呵护。

普通卫生巾是为普通女性设计的，用一般合成纤维制成，由于所含化学成分和杂质多、易起绒毛、摩擦系数大、易脱落、易产生静电，极易对新妈妈敏感的伤口产生刺激，增加新妈妈的疼痛。特别值得注意的是，很多品牌的普通卫生巾并未达到完全无菌的卫生标准，对处于敏感时期的新妈妈来说，易引发感染。

产后专用的卫生巾则可以弥补普通卫生巾的这些不足，其舒适、柔软，能让新妈妈保持清爽，降低感染的概率。因此，新妈妈最好使用专用的卫生巾。

5. 产后宫缩痛如何缓解

　　产后宫缩痛是由于产后子宫迅速缩小，子宫收缩引起的阵发性下腹部疼痛。子宫在疼痛时呈强直性收缩。疼痛时可看到下腹部隆起，用手可摸到发硬的子宫。经产妇的宫缩痛比初产妇稍重；分娩过程过快的产妇宫缩痛也较重；生双胎及巨大儿的产妇比正常产妇重。在哺乳时，由于婴儿吸吮乳头，反射性使子宫收缩，因而收缩力量倍增，疼痛加剧。伴随着子宫收缩时的疼痛，由阴道排出的恶露量也会比较多。

　　若下腹疼痛1周后仍不见好转，应考虑是否存在病理情况。如产后下腹疼痛，伴有子宫复归不良，且恶露淋漓不尽，需进行全面检查，以排除子宫腔内积的血块。当产后子宫内有胎盘或胎膜残留时，也会发生剧烈的子宫收缩痛，通过收缩以排除残留胎膜。因此，发生剧烈疼痛时，应请医生检查子宫内是否有残留物。

　　产后宫缩痛如果不是特别难受，一般不需处理，产后3~4天即会逐渐减轻，直至自行消失。若疼痛剧烈，可采取以下方法缓解疼痛：

＊ 用热水袋敷下腹部。
＊ 用山楂、红糖煎汤服。
＊ 服用中药生化汤。
＊ 口服止痛药。
＊ 针灸三阴交、足三里、合谷等穴。

6. 减轻产后阴道疼痛的方法

新妈妈的会阴会时不时地感到疼痛，此时您可以采取下列的方法来缓解疼痛；若下腹疼痛1周后仍不见好转，应考虑是否存在病理情况。如产后下腹疼痛，伴有子宫复归不良，且恶露淋漓不尽，需进行全面检查，以排除子宫腔内积的血块。

当产后子宫内有胎盘或胎膜残留时，也会发生剧烈的子宫收缩痛，通过收缩以便排除残留胎膜。因此，发生剧烈疼痛时，应请医生检查子宫内是否有残留物。也会发生剧烈的子宫收缩痛，通过收缩以便排除残留胎膜。

冷敷：分娩后立即用冰袋冷敷会阴，以缓解疼痛和肿胀，在产后24小时内每隔几个小时冷敷1次。

热敷：产后24小时后开始，每日3次，每次约20分钟。

麻醉：使用喷雾式或药膏式局部麻醉剂。

侧卧位：休息时，建议采取侧卧位，或用一个环形垫放在臀下使会阴部高于所卧平面。

穿着宽松：穿着较宽松的衣裤。

适当锻炼：产后尽量运用盆底肌肉锻炼法，可以刺激局部组织血液循环，以促进伤口愈合并可减少肿胀疼痛。

7. 产后睡觉的姿势

经历了一场"大战"之后，真想像孕前那样，累极了就在床上摆个"大"字。金牌月嫂告诉你，可千万不要这样做哦！新妈妈产后的睡觉姿势也是很有讲究的。

子宫位置的固定是依靠周围韧带和盆底肌肉、筋膜的张力来维系。准妈妈怀孕时，子宫逐渐增大，这些韧带也随之被渐渐拉长。分娩结束，子宫迅速回缩，而韧带却像失去弹性的橡皮筋一样很难较快恢复原状，并且由于盆底肌肉、筋膜在分娩时过度伸展或有些撕裂，使得子宫在盆腔的活动度增大，很容易随着体位而发生变动。

为防止子宫向后或向一侧倾倒，新妈妈在产后较长时间的卧床休养中，要注意不断地调整躺卧的姿势，即仰卧、侧卧、俯卧交替进行。若身体无异常情况，在产后的第 2 天便可开始俯卧，每天 1~2 次，每次 15~20 分钟，以便子宫恢复原来的前倾屈位。

有些新妈妈喜欢将宝宝放在自己的身边睡觉，以便喂乳，这是不妥的。一方面，新妈妈会担心不小心压着宝宝或者弄醒宝宝，以致睡觉时总是很紧张且始终采取一种姿势，从而影响到新妈妈的休息；另一方面，新妈妈的一些"新陈代谢"不利于宝宝的清洁卫生。金牌月嫂建议，将宝宝放在婴儿床上，并将婴儿床放到新妈妈的床边，这样新妈妈睡卧时便可以采取自由舒适的姿势了。

8. 剖腹产后母乳喂养正确姿势

对于自然分娩的新妈妈，喂奶姿势是怎么方便怎么来，不过对于剖宫产恢复期的新妈妈来说，哺乳姿势可要讲究了。因为这段时间，你既要给宝宝喂奶又要保护脆弱的手术伤口。

侧卧抱法

侧卧姿势对新妈妈夜间哺乳及午睡哺乳非常适用，但刚开始母乳喂养的时候，侧卧姿势并非最好的选择，因为这个姿势使新妈妈不易于调整宝宝的头部，引导他衔乳。最好在宝宝养成了良好的衔乳习惯之后，再使用侧卧姿势。当然，如果由于身体原因必须躺着喂奶，则另当别论。

具体步骤

●宝宝和新妈妈面对面侧身躺着。为了让这个姿势更舒服，新妈妈可以在头下放两个枕头，背后放一个，上面的腿下放一个，宝宝背后也塞一个枕头。

❷让宝宝面向新妈妈，侧身躺在新妈妈的臂弯里（如果新妈妈还处于剖宫产恢复期，需要有人帮助调整宝宝的位置，使宝宝的嘴巴对上新妈妈的乳头），新妈妈用一只手轻轻抱住宝宝的腰背部。

橄榄球式抱法

宝宝如果衔乳困难，或是喜欢弓背、来回扭动、频繁松开乳房，可以尝试采用橄榄球式抱法喂奶。橄榄球式抱法可让宝宝腰部自然弯曲，有助于那些习惯于肌肉紧绷的宝宝更好的放松。身体放松了，就能更好地衔乳。

这种姿势对个头小或是早产的宝宝也很有用。用这种抱法，妈妈可以清楚地看到宝宝衔乳的情形，同时妈妈托住宝宝脖子的手可以很好地控制他的头部动作。

具体步骤

❶ 新妈妈端坐在床上或舒适的扶手椅上，身侧放一个或多个枕头，或在身体和椅子扶手间塞进一个枕头。

❷ 在宝宝身下垫上枕头，顺着喂奶的那边抱起，宝宝的头部高度达到新妈妈乳房的高度。

❸ 用手托住宝宝的脖子，让他的腿朝下斜置，靠在支持妈妈背部的枕头或椅背上。避免托住宝宝的后脑勺，否则会刺激宝宝弓起身体脱离乳房。确定宝宝没有用脚蹬椅背，那样会导致其弓起背部。

❹ 妈妈用手臂的力量将宝宝拉近自己。宝宝能很好地吸吮时，可以在宝宝和妈妈抱着他的手之间插一个枕头，帮助宝宝保持贴近妈妈的姿势，而妈妈就可以放松向后靠了。妈妈要避免探身前倾到宝宝的上方。

9. 产后出汗多怎么调理

经常有产后妈妈对我讲，大白天不活动也出汗，问我这个出汗证怎么治。

产后汗证又分为自汗和盗汗，大白天不活动就出汗是典型的"产后自汗"，在夜间睡觉时偷偷出汗，甚至打湿衣服，而醒来后却自动停止的，这样的是"产后盗汗"。

从中医上看，无论是产后自汗，还是盗汗，最后都要归结于两个原因：气虚或是阴虚。临床上阴损及阳，阳损及阴，故自汗，盗汗也非绝对化地分属气虚阴虚。人体的阳气抵御病邪的同时也可保证汗液不随便外泄，起到一个保镖的作用。一旦这个保镖"体力下降"，它的职能就会下降，汗液偷偷溜出去也就不奇怪了。还有一种是因为失血伤筋，血虚生内热，睡觉时体热迫津外泄因而发生盗汗。

不要谈汗色变，不是说产后一有汗就得了"汗证"。也有的产妇出汗比平时多，吃饭、活动后或睡眠时加剧，这是因为产后气血俱虚，腠理不密所致，属于正常现象，只要加强调理，几天后就可自行缓解，不用担心；有些产妇感受暑邪，骤发高热，大量出汗，神昏嗜睡，甚至躁扰抽搐，而产后自汗无季节性，也无发热及神志的改变，所以，产后中暑不算是"汗证"；还有些产妇发高热多汗，汗出后热退，起病急，病程短。这也不是汗证，而是产后发热。这些都要区别对待，辨证施治。产后汗证是因为分娩亡血伤阴，元气耗散使机体气虚、阴虚。在进行治疗的同时也必须在饮食上进行合理的补养。身体虚弱的新妈妈，必须加强营养，注意饮食调理。

古人说："药补不如食补。"根据自身症状特点吃一些滋补食品，增强体质，来配合治疗才能达到更好的效果。在治疗时一定注意劳逸结合，不可劳累过度，还需注意运动锻炼，增强身体素质，另外要多饮水，慢慢喝，保持体内的正常水分。

灸疗法

选穴汇总:
阴郄穴 肺腧穴 气海穴 复溜穴 脾腧穴

简单找穴法

阴郄穴: 在前臂掌侧,尺侧腕屈肌肌腱的桡侧缘,腕横纹上0.5寸。阴郄属于心经穴位,中医认为汗为心之液,灸阴郄能起到益心敛汗的作用。

复溜穴: 小腿内侧,内踝与其后方的跟腱之间的凹陷再向上2寸处。复溜是治疗各种汗证的通用穴位,灸复溜能滋阴养血而敛汗。

 灸法:艾条温和灸

▶**步骤:** 每穴15分钟,灸至局部红晕温热为度,每日1次,10次为1个疗程,自汗停止后可巩固1个疗程。

肺腧穴: 在背部,第3胸椎棘突下,两侧旁开1.5寸。

气海穴: 在腹部,前正中线上,脐下1.5寸。气海是人体活力之源,艾灸气海穴能温阳益气。

脾腧穴: 在背部,第11胸椎棘突下,两侧旁开1.5寸。灸肺俞、脾俞能补益脾肺经的气血。

10. 产后双乳胀满、疼痛怎么调理

产后妈妈在分娩后的2~3天，乳房会逐渐开始充血、发胀，一方面是由于泌乳开始，乳房中有了充盈的乳汁；另一方面是由于乳房内淋巴液潴留，静脉充盈和间质水肿所致，一般于产后7天症状会自行消除。

食疗法

❀ 猪蹄通草汤

原料

猪蹄2只，通草6克，葱白3根。

做法

三者混合后加清水煮汤。每日分3次喝下，连续喝3天。

功效

通草有清热通乳的功能。新妈妈产后少乳或乳汁瘀积时可以食用。

> 另外，用猪蹄1~2只，花生适量，王不留行15克，穿山甲10克，当归12克，川芎12克，通草12克（如有气虚可加入党参15克，黄芪20克），炖汤，每日服用1次。本方有补气养虚的功效。

❀ 阿胶大枣汤

原料：

阿胶250克，大枣1000克，核桃500克，冰糖500克。

做法：

将大枣洗净后放入适量水煮烂，用干净的纱布滤去大枣的皮、核。把过滤后的大枣汁加入冰糖、核桃仁文火炖煮。阿胶隔水蒸融后同枣汁一起熬成羹。分次服用，可在每日早晨服用2~3汤匙。

功效

这款药羹对新妈妈的产后康复、身体机能调理、催乳下奶有很好的帮助。

11. 本周排除恶露、恢复元气最重要

我们常常可以听到这样的说法："产前一团火，产后一块冰。"由于新生儿和胎盘的娩出，新妈妈体内激素水平大大下降，体质从内热变成了虚寒。新妈妈生理的变化，决定了产后第一周的饮食调理要以"排"为主。

无论哪种分娩方式，新妈妈在产后的最初几日里都会感觉身体十分虚弱、胃口比较差，这时强行吃下重油肥腻的大补食物，只会让食欲更加减退。因此，本周的重点是开胃而不是滋补，胃口好，才会食之有味，才能补充能量。

12.产后不应立即进补

生了个大胖小子，婆婆欢天喜地地给你端来浓浓的大补汤，毫无疑问你要将婆婆的关爱照单全收——一口气将汤喝个精光。这应该是多数新妈妈都会遇到的事情吧。许多新妈妈产后为了催奶、补充体力，会喝许多大补的汤水，其实，刚生完孩子就催奶一定要慎重，不应马上进补猪蹄汤、参鸡汤等营养高汤。

首先，新妈妈刚生产完，身体仍处于极度虚弱的状态，同时肠胃的蠕动较差，食物的消化与营养吸收功能尚未恢复，此刻若立即进补，体内的恶露尚未排尽，新的又来，容易延长恶露排出的时间。与此同时，初生婴儿吃得较少，如果再吃催奶的食物，反而会导致乳汁分泌不畅。因此，新妈妈只需在正常饮食的基础上适量增加汤汁即可。

其次，产后的饮食调理还要按身体的恢复状况来进行。如第1周以活血化瘀、排出恶露为主，第2周以收缩子宫、帮助内脏复位为主，第3周开始才是真正可以进补的时期。若进补时间错了，内脏尚未复位就吃下许多难以消化的食物，新妈妈会因为无法吸收而堆积在体内，造成代谢失调，导致有的新妈妈出现产后肥胖症，有的新妈妈则瘦弱无元气，再怎么吃怎么补都无法吸收。

13. 产后为什么不能立即喝鸡汤

许多人认为女性产后早吃母鸡肉、多喝母鸡汤是催奶的一个好办法，但现代科学分析证明，产后过早吃母鸡肉、喝母鸡汤，是造成新妈妈奶少或无奶的重要原因之一。

新妈妈分娩后，血中雌激素和孕激素浓度大大下降，这时泌乳素开始发挥作用，促进乳汁分泌。而母鸡的卵巢、蛋衣中含有一定的雌激素，若产后过早食用母鸡，就会增强新妈妈血液中的雌激素，使泌乳素的作用减弱甚至消失，从而导致乳汁不足甚至无奶。并且母鸡汤太油腻，新生儿肠胃功能还不完善，吃了油脂过多的母乳会导致拉肚子。

相反，产后若吃些清炖大公鸡，可使新妈妈乳汁增加。因为公鸡睾丸中含有少量的雄性激素，具有对抗雌激素的作用。另外，公鸡脂肪少，有助于新妈妈体形的恢复，新生儿也不会因乳汁脂肪含量太高而引起腹泻。不过，有乳汁不通、乳房胀痛等情况时，不宜吃公鸡发奶，应先设法疏通乳房，以免引起乳腺炎。

当然，新妈妈在乳汁比较充足的情况下，还是可以吃母鸡的。

14. 按照自己的体质坐月子

中医把人体分成平和体质、阳虚体质、阴虚体质、痰湿体质、湿热体质、气郁体质、气虚体质、血瘀体质、特禀体质九种。新妈妈在进补时，如果能根据自己的体质特点来进行，效果会更佳。下面是平和体质、阳虚体质和阴虚体质这三种最常见体质的营养方案。

平和体质妈妈

♥ 平和体质特点

不热不寒，不特别口干，身体状况良好。

♥ 饮食方案

对于平和体质的新妈妈，饮食上比较容易选择，可以食补与药补交叉。如果补了之后口干、口苦或长痘，就停一下药补，可以吃些降火的蔬菜，也可喝纯橙子汁或纯葡萄汁，但要注意果汁的温度一定要温热，不能喝凉的。

阳虚体质妈妈

♥ 阳虚体质特点

面色苍白，经常会怕冷或四肢冰冷，口淡不渴，大便稀软，总有尿频的现象，痰涎清，涕清稀，舌苔白，平常容易感冒。

♥ 饮食方案

阳虚体质的妈妈可以食用一些温补的食物或药补，如麻油鸡、烧酒鸡、四物汤、四物鸡或十全大补汤等，以达到养血补气的目的。补充营养时不能太油，以免腹泻。食用水果时不要吃寒凉蔬果，如柚子、梨子、杨桃、橘子、番茄、香瓜、哈密瓜、西瓜、木瓜、葡萄柚等，但是可以吃些荔枝、龙眼、苹果、草莓、樱桃、葡萄等热性或温性水果。

阴虚体质妈妈

❤ 阴虚体质特点

面红目赤，怕热，四肢或手足心热，经常口干或口苦，大便干硬或便秘，痰涕黄稠，尿量少，尿色黄赤、味臭，舌苔黄或干，舌质红赤，易口破，皮肤易长痘疮或痔疮等症。

❤ 饮食方案

可以吃些山药炖鸡、黑糯米、鱼汤、排骨汤等。蔬菜类可选丝瓜、冬瓜、莲藕等；汤类可以选择如木瓜、鱼尾煲花生汤，章鱼、花生煲瘦肉汤，通草、北芪煲猪脚；水果不适合吃荔枝、龙眼，可少量吃些柳橙、草莓、樱桃。

15. 红糖虽好也要适量

有些新妈妈觉得，自己在分娩后元气大损，多吃一些红糖可以补养身体，于是在整个坐月子期间不停地喝红糖水。红糖具有益气养血、健脾暖胃、祛散风寒、活血化瘀的功效，可以帮助新妈妈补充糖类和补血，促进恶露排出，有利于子宫复位，但不可因红糖有如此多的益处，就认为吃得越多越好。吃红糖一定要适量，尤其是夏天坐月子的新妈妈，喝红糖水过多会导致出汗过多，使身体更加虚弱，甚至引起中暑。

另外，红糖水喝得过多会增加恶露中的血量，服用时间长，造成新妈妈持续失血，不但起不到补血的作用，反而会引起贫血。新妈妈产后喝红糖水的时间，应以7~10天为宜。可以服用生化汤等中药加以调理，生化汤的配料中含有桃仁、甘草等药食同源的食材。《本草纲目》记载：桃仁行血、活血，祛瘀，润肠通便，常用于通经；而甘草补益五脏、益气复脉，用于脾胃虚弱、倦怠乏力，尤其适合产后体虚有热。这几种食材加起来的生化汤专门帮助新妈妈在坐月子期间，调整内分泌，促进子宫排净恶露。

16. 产后发奶先喝清淡的汤

　　新妈妈要多吃汤类食物，这样有利于哺乳。乳汁的分泌是新妈妈产后水分需求量增加的原因之一。此外，新妈妈一般出汗较多，体表的水分挥发也大于平时，因此要多喝汤、粥等水分较大的食物。第1餐可以适量进食热量比较高、易消化的半流质食物，如红糖水、藕粉、鸡蛋羹、蛋花汤等；第2餐可以正常膳食。有些肠胃功能不好的新妈妈在分娩的第1天可食用比较清淡、稀软、易消化的食物，如糕点、面片、挂面、馄饨、粥及煮烂的肉菜，然后再进食正常的膳食。

　　剖宫产的新妈妈在手术后约24小时肠胃功能才能得以恢复，因此术后应食用流食1天，但忌食用牛奶、豆浆、蔗糖等胀气食品，情况好转后改用半流食1~2天，再转为普通膳食。个别新妈妈有排气慢或身体不适症状，可多吃1~2天半流食。

　　我国北方有产后喝红糖水、喝小米粥、吃煮鸡蛋的习俗，这是很合理的。因为新妈妈在分娩过程中失血很多，需要补充造血的重要物质——铁和蛋白质。红糖含铁量很高；鸡蛋含有很高的蛋白质，但要注意的是，每日食用的鸡蛋量以2~3个为宜，切勿食用过多，以免增加肾脏负担；小米中胡萝卜素、铁、锌、核黄素含量比一般的米、面要高，是新妈妈月子期的好食物。

　　新妈妈产后体质较弱，抵抗力差，容易引起胃肠炎等消化道疾病，因此产后第一周尽量不要食用寒性的水果，如西瓜、梨等。

17. 产后血虚热的食疗方法

所有的产后妈妈都面临着一个问题，那就是产后血虚。因很多产妇在分娩时失血过多，用力过度，使得气血严重耗损；而乳汁也是血的变现，也需要耗费一定的血来生成，所以很容易造成气虚血弱。因此，补血是产后妈妈坐月子期间首先要解决的问题。

我国传统医学中有一些调养方对产后妈妈的康复有重大的补益作用，产后妈妈可根据自己的身体特点在食物中加入适量中药材，做成药膳，可以促进身体的康复。

按照中医的说法，热为补，寒为泻。因此，一些具有补血益气、健脾养胃功效的温性中药，比较适合血虚的产后妈妈服用，特别是兼有怕冷等问题的妈妈。但太过热性的药材会助长身体内热，导致产后妈妈上火，耗损产后妈妈的身体，甚至还会影响到婴儿，使婴儿也上火。所以不要盲目过度地补，更不能乱用活血类的药材，否则会影响受损血管的自行愈合，造成血流不止。

另外，虽然中药对产妇有滋阴养血、活血化瘀的作用，可以帮助产后妈妈恢复体质，促进子宫收缩，预防感染，但有些中药有回奶的作用，如大黄、炒麦芽、薄荷等，因此在哺乳期间的产后妈妈要慎重使用。

一般来说，产后血虚并不一定只有通过大补特补才能把气血补回来，只要正确调养，适量食用龙眼、红枣等干果类食物即可。

18. 产后第1周营养月子餐

蒸水蛋

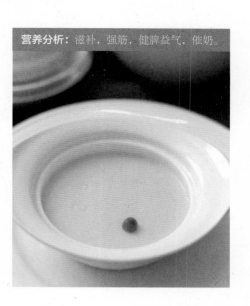

营养分析： 滋补、强筋、健脾益气、催奶。

🍥 食材：

鸡蛋2个，青豆、盐和油各少许。

🍳 做法：

1. 将鸡蛋打入蒸碗中，并将鸡蛋打散，加入盐、油打发均匀。
2. 加入约280毫升温水，一边加水，一边顺时针搅拌均匀。
3. 蒸锅中放入适量水，烧开；水开后把蛋放入；大火蒸约10分钟；取出，撒上青豆装饰即可。

温馨提示：

不同材质、不同深浅的容器传热程度不一，需根据所用容器的材质和深浅调整蒸蛋的时间。

山药枸杞小米粥

营养分析： 滋补、养胃、补气血、发奶。

🍥 食材：

山药50克，枸杞5克，小米50克。

🍳 做法：

1. 洗小米，洗枸杞。
2. 山药去皮切小块。
3. 小米、山药、枸杞、水同时放入锅中。
4. 大火烧开后，关小火；熬制半小时，关火即可。

温馨提示：

山药买淮山药或者新鲜的山药，新鲜的选那种细条的，越细越好。

紫薯粥

营养分析：益肾涩清，养心安神。

🍲 食材：

紫薯50克，粳米50克。

🍳 做法：

1.紫薯洗净去皮切小丁。
2. 锅中加水3大碗，加入紫薯、粳米，中火煮开，转小火继续煮约30分钟。
3. 待汤汁浓稠，紫薯软糯时即可关火。

温馨提示：

在吃紫薯粥的时候，要注意适量进行，这样才能使身体能够很好吸收紫薯粥营养。

三丝汤面

营养分析：滋补，养胃，补气血，发奶。

🍲 食材：

面条100克，熟鸡丝15克，木耳丝15克，熟火腿丝10克，青菜3颗，白汤500克。

🍳 做法：

1.将鸡丝、木耳丝、熟火腿丝切成细丝，切得越细越好。
2.炒锅洗净，置大火上，加入白汤500克，倒入肉丝，烧至将滚，用漏勺把浮上来的丝捞起，洒上冷水少许，待浮沫升至汤面，即撇净，然后加入盐略滚。
3.把捞出的肉丝装在碗中，然后把汤浇在碗中，放上青菜即成。

温馨提示：

1.三丝可以用自己喜欢吃的食材搭配。
2.青菜入锅后不能久煮，以保持其脆嫩清香。

香菇瘦肉粥

营养分析： 高钙高磷，增食欲，提高免疫力。

🍲 食材：

大米80克，香菇20克，瘦肉30克，胡萝卜20克，生姜少许，盐少许。

⚙ 做法：

1.香菇、胡萝卜、生姜洗净切丝。
2.熬大米粥，大火煮沸，米开花后放入切好的香菇丝、胡萝卜丝、姜丝。
3.继续小火熬出香味，加入少许盐即可。

温馨提示：

粥煮开后，转成小火，不停搅拌防止糊底；同时放入一把汤勺，可以有效地防止粥溢出。

黑芝麻糊

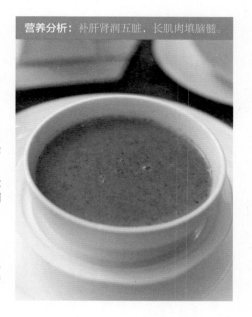

营养分析： 补肝肾润五脏，长肌肉填脑髓。

🍲 食材：

黑芝麻200克，糯米100克，冰糖4粒。

⚙ 做法：

1.糯米用水浸泡，黑芝麻放到筛子里淘洗一下。
2.沥干水的黑芝麻放入锅中小火翻炒。
3.水分炒干后炒至黑芝麻发亮变鼓，听到吱吱的炸开声即可。
4.糯米、黑芝麻和冰糖一起放入豆浆机，加入适量清水到水位线，等豆浆机报警后美味的黑芝麻糊就好了。

温馨提示：

一定要放糯米，才会打出黏稠的糊糊来。也可以加入适量的花生或者核桃仁一起打，味道会更香浓，营养也更丰富。

肉末炖豆腐

🍴 食材：

肉末30克，豆腐100克，玉米10克，青豆10克，姜、酱油、盐和水淀粉各少许，高汤适量。

⊙ 做法：

1.坐锅点火，油热后放入姜、肉末，然后倒入酱油、高汤。

2.把豆腐切成块放入锅中，5分钟后放入玉米和青豆，5分钟后再放入盐和水淀粉勾芡，起锅即可。

温馨提示：

水淀粉勾芡最后收汁的时候放，先煮一会豆腐，帮助其入味。

营养分析：高钙高蛋白，易消化吸收。

猪脚姜

🍴 食材：

猪脚200克，鸡蛋2个，姜片50克，甜醋和红糖各适量。

⊙ 做法：

1.猪脚洗净，切成块，焯水，取出，用清水冲去浮沫。

2.将锅洗净，烧热，放入猪脚，干锅不停翻炒猪脚，直至猪脚呈很干爽状。

3.姜去皮，切成块；放进开水锅中煮5分钟，取出，放进干锅中煸至焦焦的感觉。

4.鸡蛋煮熟，剥壳备用。

5.把甜醋倒进砂锅中，大火煮开后，加入炒好的姜块。

6.加入猪脚、鸡蛋、红糖，大火煮开转中小火继续煮1小时，熄火；第二天就可以吃了，被甜醋泡了一晚上的猪脚已经很软绵，当然，如果不着急的话，一个星期后再吃会更好。

营养分析：补气养血，驱风散寒。

冰糖蒸南瓜

营养分析： 补中益气，消炎止痛。

⊕ 食材：

老南瓜200克，冰糖10克。

⊜ 做法：

1.将洗净的老南瓜削去老皮，切开，挖去瓤，切成片，沿着皮部分切齿轮状。
2.将切好的南瓜，装入干净的盘子中，再放上适量冰糖。
3.备好蒸锅，加盖，注水烧开；用大火蒸约25分钟至南瓜熟软入味即可。

温馨提示：

蒸的时候要大火，中间不要开盖子。

清炖乳鸽汤

⊕ 食材：

乳鸽200克，盐、姜各适量（可加入一点枸杞、大枣）。

营养分析： 补肝壮肾，益气补血。

⊜ 做法：

1.鸽子清水浸泡10分钟，活水冲洗。
2.砂锅一次性放入清水，放入鸽子，加入姜，大火把汤煮开后加入枸杞，转小火炖。
3.炖50分钟后加大枣，继续炖煮30分钟，喝前调入适量食盐即可。

温馨提示：

加入枸杞与大枣营养更佳，最好采用隔水炖汤，这样的炖汤不易上火。

第三章

产后妈妈的第二周

应该如何调养

经过上一周的精心调理，新妈妈的伤口已经基本愈合，但千万不可以疏忽大意。因为新妈妈身体各方面的功能尚未完全复原，对照顾宝宝还缺乏充足的经验，依然会遇到各种各样的难题和烦恼。此时，新妈妈要控制好自己的情绪，多学习和积累育儿方法，并一如既往地坚持科学合理的生活饮食方式，新爸爸也应给予新妈妈更多的支持和关爱。

1. 哺乳期如何正确清洁乳房

哺乳妈妈的乳房，是宝宝的"粮袋"。乳汁的多少常与妈妈的饮食、睡眠、休息和精神状态有关。除了养成科学的作息规律之外，宝宝的"粮袋"还需要额外的呵护。

✳ 经常用温开水清洗乳头。

✳ 禁止用香皂清洗乳房。哺乳期新妈妈若经常使用香皂擦洗乳房，不仅对乳房保健毫无益处，还会因乳房局部防御能力下降、乳头干裂而导致细菌感染。如果迫不得已需要用香皂或酒精清洗消毒，则必须尽快用清水冲洗干净。

✳ 喂奶后要清洗乳房，以防宝宝鼻咽处的细菌侵袭，引起乳腺炎。清洗完毕后涂上润肤乳液，轻轻按摩，可增加乳汁分泌。

✳ 每一次喂奶前后要注意进行乳房护理，用清洁的植物油涂在乳头上，使乳头的痂垢变软，再用温水擦洗乳房、乳头及乳晕。这样做是为了彻底清除乳头内深藏的污垢和细菌，防止引起新生儿胃肠道感染。

✳ 新妈妈不要留长指甲，因指甲缝易存污垢，易弄脏乳房，还易划伤婴儿娇嫩的皮肤。

✳ 喂奶前要洗净双手。

2. 哺乳期妈妈内衣选购小窍门

　　新妈妈的生理状况较为特殊——毛孔呈开放状态，易出汗，又要喂养小宝宝。因此应选择吸汗、透气性好、无刺激性的纯棉布内衣裤，避免选用化纤类内衣，且衣裤宜宽大舒适，不要过于紧身，每日应更换内衣裤。

　　胸罩能支持、扶托乳房，保护乳头免受擦伤和碰痛，避免乳房下垂，减轻运动时乳房受到的震动，有利于乳房的血液循环。对新妈妈来讲，舒适的胸罩不仅能使乳汁增多，还可避免乳汁瘀积而得乳腺炎。

　　产后新妈妈的乳房大小会和以往有所差别，应根据乳房实际大小选择胸罩的大小和杯罩形状，并要求吊带有一定拉力，能将乳房向上托起。产后乳腺导管呈开放状，为了避免堵塞乳腺导管，应选择透气性好的纯棉布料胸罩，可以选择在胸前有开口的喂奶衫或专为哺乳设计的胸罩。

3. 为什么坐月子会拉肚子

　　产后新妈妈出现大便溏泻或像水一样的症状，即产后腹泻。这是由于产褥期饮食失去节制，或者感受寒湿、热湿、脾胃受到影响或平素脾肾虚弱，产劳伤气等造成的。无论是急性腹泻还是慢性腹泻，都应尽可能地查明原因，然后针对病因积极治疗。同时，注意饮食宜忌，区别类型而对症调理。

　　要防止产后腹泻，新妈妈产后应食用容易消化的清淡食物，等体力恢复、食欲好转时，才能吃富含营养的食物。同时要注意饮食卫生，不吃过于寒凉或辛辣的食物。同时新妈妈还要注意锻炼身体，增强体质，防止受寒。对于脾胃虚寒的新妈妈，应及时食用温补脾胃的食物进行调理。

　　湿（风寒）型腹泻者宜吃温中散寒、祛风化湿的食品，忌吃生冷油腻性寒黏糯之物；湿热（暑湿）型腹泻者宜吃清热化湿之物，忌吃黏糯滋油腻食品。

4. 月子期间正确的刷牙方法

　　在传统观念根深蒂固的地方，流传着一种说法："生一个孩子掉一颗牙。"不少老人也对新妈妈说，生完孩子一个月内不能刷牙，否则将来牙齿会早早脱落。其实，掉牙齿和生孩子之间并没有因果关系。不过需要强调的是，月子期内新妈妈身体比较虚弱，新陈代谢正处于调整阶段，对寒冷的刺激比较敏感，因此刷牙漱口与平时不一样，要注意讲究方法。

　　刷牙前要用温水将牙刷泡软。每天早上起床和晚上临睡前各刷牙 1 次，用餐后要漱口。饭后漱口和晚上刷牙后不要吃东西，尤其是不要吃甜食。

　　产后 3 天内最好用指刷法。指刷有活血通络、坚齿固牙、避免牙齿松动的作用。具体操作方法：将一手食指洗净，或用干净纱布缠住食指，将牙膏挤于指上，犹如使用牙刷一样来回上下揩拭牙齿，然后用食指按摩牙龈数遍。

　　刷牙时不能"横冲直撞"。不要横刷，要用竖刷法，顺序应是上牙从上往下刷，下牙从下往上刷，咬合面上下来回刷，而且里里外外都要刷到，这样才能保持牙齿的清洁。

　　用中草药水煎液或水浸泡以后，用药液漱口。如用陈皮 6 克、细辛 1 克，加沸水浸泡，待温后去渣含漱，能治口臭及牙龈肿痛。

5. 科学的月子期洗澡方法

传统观念认为，新妈妈坐月子就应该老老实实躺在床上。因为新妈妈在分娩后全身皮肤的毛孔和盆骨骨缝都呈现张开的状态，如果在月子里洗澡，风寒就会侵袭体内，并滞留于肌肉和关节中，导致周身气血凝滞、流通不畅，年轻时还好，年纪大了就会出现月经不调、身体关节和肌肉疼痛等状况，所以月子里千万不能洗澡。

其实，新妈妈可以在月子里洗澡。因为新妈妈不仅会大量排汗，污染皮肤，同时下身产生的恶露及溢出的乳汁也都会使皮肤变得很脏。长时间不洗澡，一方面会散发出很难闻的气味，另一方面皮肤黏膜上积累的大量病菌会乘虚而入，引起毛囊炎、子宫内膜炎、乳腺炎等，甚至发生败血症，而洗澡就是解决这些问题的基本方法。因此，月子里及时洗澡对新妈妈的健康十分有益。

不过，不论是擦浴或淋浴，都要注意以下几点：

● 洗澡时间

夏天产后3天便可擦浴，冬天宜在1周后再擦洗。如果产后会阴部无伤口，疲劳已基本消除，在产后1周即可淋浴。如果会阴切口大或裂伤严重，或腹部有刀口，则必须等到伤口愈合后才能淋浴，在此期间可以进行擦浴。

洗浴时间不宜过长，5~10分钟即可。建议刚开始淋浴时需有家属陪伴，以便在需要时得到家人及时的帮助。注意饥饿时不要淋浴。

● 洗澡方式

新妈妈洗澡时一定要洗淋浴，切不可盆浴，以免污水进入产道引起感染。如果身体比较虚弱，不能胜任站立洗淋浴，可采取擦洗或坐位淋浴的办法。身体状况好的新妈妈，可在家人的帮助下于家中的卫生间洗淋浴。如果是剖宫产者或行会阴侧切者，则应待体力恢复、伤口愈合后方可洗淋浴，一般可先行擦洗。

● 洗澡后不宜吹风以免受凉

洗澡后应及时把身子、头发擦干，穿好御寒衣服才能走出浴室。头发最好用干毛巾包一下，因湿发在水分挥发时会带走大量热量，头部血管受到冷刺激会骤然收缩，引起产后的头痛病，因此新妈妈要保护好头部，避免吹风着凉。

洗澡后即使浑身有热感，也不能暴露在风口之下，或吹电扇、开空调，否则风寒之邪会乘浴后开放的毛孔入侵肌肤，引起关节炎等疾病。

● 洗澡后不宜马上入睡

浴后若头发未干，不可把头发扎起，更不可立即枕着湿发入睡，否则湿邪易侵袭头部而引起头痛病。

在饥饿或者饱食后不宜立即洗澡；洗后如有饥饿感应吃点东西，以补充耗损的气血。

总之，产后洗澡只要谨慎遵守上述的注意事项，便可确保新妈妈的清洁及健康。

● 室温和水温

新妈妈气血虚弱、抵抗力差，易受邪气侵害，所以产后洗澡应特别注意寒温得当，严防风、寒、暑、热乘虚侵入，做到"冬防寒，夏防暑，春秋防风"。

洗澡的时候，室温注意不能太低或太高，夏季一般室温就可以，冬季以36~38℃较为适宜。水温也要合适，夏天水温相当于体温，37℃左右即可，不能因贪凉而用凉水冲澡，否则易患月经不调、身痛等疾病。冬天水温应当高一些，在45℃左右，但也不宜过高，因温度过高，室内弥漫大量的水蒸汽，容易使人缺氧，引起头晕、恶心、站立不稳等症状，新妈妈身体本来就虚弱，更容易发生此类症状。

6. 预防产后子宫下垂的几个办法

　　妈妈的子宫可以说是孕育宝宝最大的功臣了，它就相当于宝宝在妈妈肚子里的一个温暖舒适的家。

　　当宝宝出生后，妈妈虽然很疲惫，但都会一直沉浸在幸福和喜悦之中。而此时气虚体弱的妈妈，身体往往没有心情那么好，由于体内的中气不足，无法束缚子宫，于是子宫就会趁机擅离职守，偏离原来的位置，产生下垂的现象。不过如果能及时提升中气，调理气血，使身体各项机能恢复如初，那么子宫就会乖乖地回到原来的位置上了。

摩腹法

　　产后如果子宫恢复得不好，就会出现我们所说的"产后子宫下垂"。经常进行摩腹，刺激腹部穴位，能补中益气，对子宫恢复正常有很好的帮助。

♥**按摩介质：**精油、乳液
♥**最佳体位：**站位、坐位
♥**术前放松：**产后妈妈将适量精油或乳液均匀涂抹于腹部。

♥**注意事项**
浴后拭干皮肤水分后使用，效果更佳。

♥**步骤**
产后妈妈取站位或坐位。双掌叠放置于小腹前，绕着肚脐逆时针摩至精油或乳液被完全吸收。然后再以顺时针的方向继续摩腹。

刮痧法

刮痧调理已经被越来越多的人验证出了神奇的效果。还有一招治病的良方可供产后妈妈们在日常生活中随时应急，那就是用刮痧板刮拭、点按主要的对应穴位，可以缓解疼痛，消除症状。当然要根除子宫下垂的病症，还要坚持"刮痧通经络，食疗补气血，运动强筋骨，心悦促健康"的方法，进行综合调理。

♥ **按摩介质：**精油、乳液

♥ **最佳体位：**站位、坐位

♥ **术前放松：**产后妈妈将适量精油或乳液均匀涂抹于腹部。

♥ **注意事项**

①力度以产后妈妈能承受的力道为限。

②饱食后或饥饿时不宜刮痧。

③要掌握手法轻重，由上而下顺刮。

④要保持肌肤润滑，以免刮伤皮肤。

♥ **步骤**

①产后妈妈取站位或坐位。用刮痧板由腹部左边刮向右边，再由右边刮到左边反复刮。

②接着再由腹部底部往上刮至胸部。刮至肌肤微红。

灸疗法

选穴汇总：
百会穴　关元穴　气海穴　子宫穴

子宫下垂，在中医上属于中气下陷范畴，所以治疗的方法特别简单，就是要补中益气。

简单找穴法

百会穴：正坐。举双手，虎口张开，大拇指指尖触碰耳尖，掌心向头，四指朝上，双手中指在头顶正中相碰触所在的穴位即是。

关元穴：在下腹部，前正中线上，当脐中下3寸。大补元气之穴。

气海穴：在下腹部，前正中线上，当脐中下1.5寸。大补元气之穴。

子宫穴：在下腹部，当脐中下4寸，中极旁开3寸。调经止带，理气和血。

7. 走出产后抑郁的误区

有资料显示，平均每10位甚至更少的产后妈妈中，就会有一位有产后情绪和焦虑障碍。有人说在当今社会，产后抑郁症是分娩后的最大并发症，这说法一点也不夸张。

产后抑郁症也叫产后忧郁症，是妈妈们在生完孩子之后由于生理和心理因素造成的抑郁症，症状有紧张、疑虑、内疚、恐惧等，极少数严重的会有绝望、离家出走、伤害孩子或自杀的想法和行动。

怀孕生子本身是一件非常令人期待和欣喜的事情，不应该让乐极生悲来捣毁这一切。

为了把悲观与绝望从我们的生活中剔除，做一个快乐自信的妈妈，不仅身体需要调养，心理的调整也很重要。

产后身心调整大过天

宝宝出生了，这带给产后妈妈的不仅仅是喜悦。在孩子出生后的这些天里，你将体验到从欣喜到愉快，再到伤心，甚至到郁闷的种种情绪。想把这些情绪发泄出来，却找不到出口。因为跟老公唠叨得不到回应，跟婆婆唠叨又不敢，跟孩子说又听不懂，于是乎，只能把气装进肚子里，久而久之，心情就越来越低落，情绪也越来越异常了。因此，只有及时了解自己的心理变化，并不断调整，才能用愉悦的心情去享受天伦之乐。

● 身心的转换

很多新妈妈产后有气虚血亏的现象，那是因为在孕育胎儿时，耗费了太多的母血，造成了气虚体弱，随后元气也跟着亏损。元气不足，脏腑器官得不到滋养，心性就难以控制，易怒、易喜、易悲，这些情绪的产生，对我们的身心健康极为不利，而且还会引发抑郁症。

因此，身心的调整与转换很重要。补足元气，养好身体，吃嘛嘛香。身体好了，情绪才能稳定，疾病才能被消除。

● 角色的调整

一个女人在生下宝宝后，就升级当妈妈了。对于很多女性而言，当妈妈首先应该是一件幸福的事，而后也是一件心酸的事。幸福在于拥有了属于自己爱的结晶，从此我们可以陪着他一起成长，一起经历。看他哭，看他笑，然后陪着他一起欢闹。

可是一个小孩由最初的哭哭啼啼，到后面的活蹦乱跳，再到后来成为一个有思想、有头脑的人，这期间，需要花费父母多少的心血，也许只有已为人父母的人才能体会得更深，所以做一个母亲并非易事。

当孩子还小时，还没有能力让你看到他活泼可爱的一面，他爱哭，爱闹，爱折磨人。而很多新妈妈由于之前对照顾小孩没有足够的认识，过于乐观或者过于悲观，以至于无法应对照顾小孩时出现的种种问题，就会出现烦躁、抑郁、焦虑等情绪。因此树立正确的意识，掌握科学的方法很重要，这样既能把小孩照顾好，也不至于让自己操劳过度。

● 夫妻关系

生完小孩后，很多新妈妈往往会碰到一个尴尬又很难应对的问题，那就是夫妻生活遇到了障碍，表现出没兴趣、不积极、冷淡的状况。究其原因，一是孩子是父母爱的结晶，在这个结晶瓜熟蒂落以后，很多女性往往会将所有的精力和注意力放在孩子身上，从而忽略了丈夫的需求。二是十月怀胎，经过了那么长时间的冷却，性欲要想重新被唤起，需要一定的时间。三是很多产后妈妈对自己身材发生的巨大变化一时之间还难以释怀，无法坦然地将自己的不完美在爱人面前展露无遗。种种原因，造成了产后夫妻生活的不和谐。

其实，产后妈妈对夫妻生活产生抗拒，很多是源于心理上的抗拒，然后才是身体上的抗拒，要解决这些，需要一个过程。夫妻双方不妨坦诚相待，各自敞开心扉，把自己的顾虑、自己的感受说与对方，这样不仅能消除隔阂，还能让彼此更了解对方，尊重对方，珍惜对方。另外，到一个风景优美的地方散散心，放松一下，也是一个不错的方法，这样有助于重拾以前的美好回忆，重拾美满的夫妻生活。

● 婆媳相处之道

自古以来中国的婆媳关系就像一个既复杂又深邃的旋涡，从反面看，她们相互撕扯，是一种敌对的关系；从正面看，她们相互搀扶，是一种互助的关系。近年来，电视上关于婆媳题材的影视剧不胜枚举，看了让人感慨万千。

婆婆和媳妇，刚好是出生在两个时代，拥有两种思想，坚持两种观念的人，这样的两种人碰到一起，摩擦误会肯定是少不了的。但是，正是因为有摩擦，才能生热，感情才会有升温的机会，所以产后妈妈没必要过分惧怕。人与人之间的相处，无非是要彼此关心，彼此照顾，彼此尊重。人心都是肉长的，感情也都是慢慢培养的，只要方法得当，再加上有个老公懂得在两边左右逢源，那么家庭就会呈现出一派其乐融融的画面了。

● 容貌与智慧并举

生完小孩后，很多产后妈妈对于产后肥胖、妊娠纹、黄褐斑等都是深恶痛绝的，特别对于比较爱美的妈妈来说，这些现象往往能狠狠地打击到她们的自信心，进而产生恐惧和忧愁的心理，这样，很容易就被抑郁症盯上。

在古代，女人视生孩子为天职，而且她们一般也很难有机会展示自己的身材，所以并没有把身材看得很重。可是现在的女性就不一样了，她们活跃在各种场合中如鱼得水，而且对美的要求也越来越高了，所以要完全忽视自己的身材和容貌还是很难做到的。要平衡容貌和智慧这两者之间的关系，首先要知道什么对自己来说是最重要的，只有分清了主次，才能采取正确的态度，把七分精力留给家庭，用三分热情养护身材和容貌，这样才不会本末倒置。

按摩法

选穴汇总：
膻中穴　行间穴　肝腧穴

　　抑郁症的治疗不能单纯依赖药物，因为药物或多或少都会对人体产生不良反应。妈妈们平时可以多按摩膻中、行间、肝腧这几个穴位，能改善肝郁气结，调节情志，使人身心愉悦。快乐是治疗抑郁最好的药。

简单找穴法

膻中穴：两乳头连接线与人体中线交接处。

行间穴：位于人体的足背侧，大脚趾、次趾合缝后方赤白肉分界处凹陷中，稍微靠大脚趾边缘。

肝腧穴：背部两肩胛骨连线的中点是第7胸椎棘突下的至阳穴，往下数两个突起下旁开两指处即是肝腧穴。

❀ 按摩手法：点按

最佳体位：站位、坐位

步骤

产后妈妈取站位或坐位。分别按压膻中、行间、肝腧等穴。每个穴位点按2~3分钟。

膻中穴

肝腧穴

行间穴

（ 灸疗法 ）

选穴汇总：
神阙穴　厥阴腧穴　膏肓穴　关元穴

产后抑郁，如果去了医院，医生或许会跟您讲，这是焦虑。阳气充足时，人会神采奕奕，活力十足。所以治疗产后抑郁，应从温阳开始。神阙、关元、膏肓，都是温阳要穴；抑郁，本属情志疾病，与肝相关，肝又属厥阴经，故取厥阴腧，温补肝阳，使阳气得升，湿气得化。

简单找穴法

神阙穴：肚脐眼即为神阙穴。位于脐正中处，为任脉之要穴，具有温阳益气、补肾健脾的功效。

厥阴腧穴：低头时，项部隆起处起，向下数第4个突起下旁两指。温补肝阳，使阳气得升，湿气得化。

膏肓穴：厥阴腧旁开两指。温阳要穴。

关元穴：肚脐下方四指距离处。温阳益气。

❋ 灸疗法：乌梅饼灸

艾灸器材：乌梅、艾炷

最佳体位：俯卧位、仰卧位

最佳体位：取大个乌梅3个，将每个乌梅一分为二，压成饼状。

步骤

①产后妈妈先取仰卧位，施灸者将乌梅饼置于神阙、关元穴上，再将艾炷置于乌梅饼上，点燃艾炷，使燃端与乌梅饼成90°，直接灸。

②艾灸膏肓及厥阴腧穴时，产后妈妈取俯卧位。施灸者将乌梅饼置于厥阴腧、膏肓穴上，点燃艾炷，使燃端与乌梅饼成90°，直接灸。以局部潮红为度，一般每次灸5~10壮，每天1次，10天为1灸程。

注意事项

①艾炷燃至将尽，但未至底部时，及时更换艾炷。

②若需减轻疼痛，可在该穴周围轻轻拍打，以减轻疼痛。

③若灸处皮肤呈黄褐色，可涂一点冰片油以防起泡。

④另艾炷的熄灭一定要彻底。

 小贴士

• •

乌梅，味酸，性平，归肝、脾、肺、大肠经。用乌梅做成药饼在穴位上灸，能上敛肺气，下涩大肠，入胃又能生津，对心情的平复有不错的效果。

其灸法跟吴茱萸饼灸大致相同，只是药材成分不同罢了。

8. 多吃补血养气、护肾的食物

新妈妈产后常会出现腰酸背痛的症状，建议食用麻油腰花，以减轻腰酸背痛等不适。杜仲性温味甘，是疏筋骨和强肾的药材，在炒麻油腰花时可以加入杜仲，以提高效用。本周适合新妈妈食用的还有以下食物：

银耳：富含膳食纤维的减肥佳品，可滋阴补肾，且帮助妈妈预防产后便秘。

西芹：富含膳食纤维，常食可有效预防妈妈产后便秘。

牛蒡：清除体内垃圾，改善血液循环，促进新陈代谢，被誉为大自然的最佳清血剂。

猪腰：有强化肾脏、促进新陈代谢、恢复子宫机能、治疗腰酸背痛的作用。

黑豆：含有丰富的植物性蛋白质及维生素 A、维生素 C、B 族维生素，对脚气、水肿、腹部和身体肌肉松弛者有改善功效。

芝麻：芝麻富含蛋白质、脂肪、钙、铁、维生素 E 等营养素，在制作新妈妈食品时，使用适量的芝麻可改善和提高膳食的营养质量。

9. 饮食应以精、杂、稀、软为主要原则

　　产后饮食虽有讲究，但忌口不宜过，荤素搭配是很重要的。进食的品种越丰富，营养就越平衡和全面。除了明确对身体无益和吃后可能会过敏的食物外，新妈妈的食物品种应尽量丰富多样。

　　新妈妈的饭要煮得软一点儿，少吃油炸的食物，少吃坚硬带壳的食物。这是因为新妈妈产后由于体力透支，很多人会有牙齿松动的情况，过硬的食物一方面对牙齿不好，另一方面不利于消化吸收。

　　乳汁的分泌是新妈妈产后水分需求量增加的原因之一，此外，新妈妈出汗较多，体表的水分挥发也大于平时。因此，新妈妈饮食中的水分可以多一点儿，如多喝汤、牛奶、粥等。

10. 拒绝乱补，正确选补

　　每个新妈妈可能出现的问题不一样，需要补充的营养也不一样。可以根据自身的需要，选择适当的食材来进行食补。

❤ 缓解腰酸背痛的食物

　　猪腰可强化肾脏，促进新陈代谢，恢复子宫功能，治疗腰酸背痛。

❤ 改善产后虚弱的食物

　　海参是零胆固醇食品，蛋白质高，适合产后虚弱、消瘦乏力、肾虚水肿及黄疸者食用。虾、鱼子酱对需要哺乳的新妈妈而言是最好的食物，不仅可以开胃，还有增加气力、补充

体力的作用，产后体力不佳的新妈妈应多食用。糯米性味甘、平，能补中益气，产后食用可帮助恢复元气。鲑鱼能补虚劳、健脾胃、暖胃和中，适合新妈妈服用。鸡肉具有补虚益气的功效，能补充体力，促进血液循环，对贫血和虚冷症的新妈妈特别有效。

❤ 可缓解产后抑郁的食物

　　干贝具有稳定情绪的作用。猪心有宁心安神之功效。金针菇中铁的含量是菠菜的数倍，还含大量膳食纤维，既可以促进新陈代谢，又有镇静的作用。

❤ 使眼睛明亮的食物

　　胡萝卜是一种很好的蔬菜，其含胡萝卜素、维生素A、维生素C、B族维生素，血压低、贫血、容易疲劳、眼睛不好的新妈妈要多吃。猪肝中含有丰富的维生素A、维生素C、B族维生素，能使眼睛变得明亮。

♥ 强健骨骼的食物

芝麻含钙高，多吃可预防钙质的流失及便秘。

♥ 改善肌肉松弛的食物

黑豆含有丰富的植物性蛋白质及维生素A、维生素C、B族维生素，对腹部和身体肌肉松弛者有改善。

♥ 通乳的食物

猪蹄能补血通乳，可治疗产后缺乳症。红豆能健脾利湿、散血解毒，适用于产后缺乳，并有恢复身材的作用。百合有补虚润肺、镇咳止血、宁心安神、美肌催乳等作用。

♥ 预防便秘的食物

西芹富含膳食纤维，多吃可预防新妈妈便秘。

♥ 能促进食欲的食物

鸡胗具有促进胃液分泌、帮助消化的作用。胃胀无食欲的新妈妈应多吃鸡胗。

11. 饮食合理，荤素搭配促进身体健康

从营养学的角度来看，不同食品所含的营养成分及量是不同的，而人体需要的营养是多方面的，如果偏食则会导致某些营养的缺乏。

错误的习俗是：月子里大吃鸡、鱼、蛋，忽视其他食物的摄入。产后新妈妈由于身体恢复及哺乳的需要，食用产热高的肉类食物是应该的，但蛋白质、脂肪及糖类的代谢必须要有其他营养元素的参与，如果新妈妈一味地偏食肉类食物，会导致营养不足。

从消化吸收的角度来看，过量地食用荤食妨碍胃肠蠕动，不利于消化，会导致食欲降低。素食中除含有肉类食物不具有或少有的营养外，一般多含纤维素，能促进胃肠蠕动、消化，防止便秘。因此，新妈妈饮食应该荤素搭配，既有利于营养摄入，又能促进食欲，还可防止疾病发生。

12. 产后第2周营养月子餐

马来糕

营养分析：健脑，补心养肝，除热止渴。

食材：

鸡蛋4个，红糖100克，泡打粉200克，低筋粉200克，牛奶、橄榄油、色拉油各适量。

做法：

1.将鸡蛋和红糖搅拌均匀，搅拌好后倒入牛奶继续搅拌；加入橄榄油搅拌均匀；筛入低筋粉，搅拌均匀。

2.将模具内抹入一层色拉油以防粘底，然后将面糊倒入模具里静放1小时，等待泡打粉发挥功能。

3.1小时后，锅里放入适量的水大火烧开，将面糊震动几下消泡，放入锅里中火蒸25分钟即可，出炉后趁热脱模。

虫草花酿丝瓜

营养分析：润肤美白，活血通络。

食材：

肉末100克，丝瓜50克，虫草花20克，干贝10克，蒜蓉少许，枸杞、鲍鱼汁、鸡汁、蚝油、面豉酱、糖、盐、麻油、茨粉水各适量。

做法：

1.把虫草花洗净后泡水。

2.在锅里爆香蒜蓉，加入泡软的虫草花、干贝和枸杞进去。

3.用先前泡虫草花的水，加入鲍鱼汁、鸡汁、蚝油、面豉酱、糖、盐、麻油各少许调味，加入到锅里煮汁，待烧开以后，加入少许茨粉水挂芡。

4.把丝瓜去丝后切成等高的圆柱型，猛火下锅蒸8分钟，再把之前煮好的芡汁倒到丝瓜面上即可。

白灼鲜虾

营养分析：补肾壮阳，抗早衰。

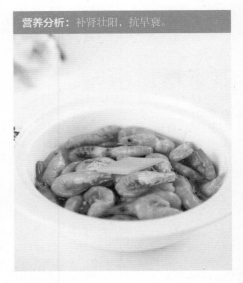

食材：
鲜虾150克，姜、蒜、香醋各少许。

做法：
1.大蒜切细，放香醋备用，姜切片。
2.锅洗净，放少量水，加姜片。
3.煮开后放鲜虾，略翻一下，虾变红色即熟捞起。

温馨提示：
烹制白灼虾的要领：一是要选鲜活的虾，二是控制好虾的生熟度，过熟虾肉会老不好吃，过生虾肉贴壳难剥。

海带排骨汤

营养分析：利尿消肿，和中益气。

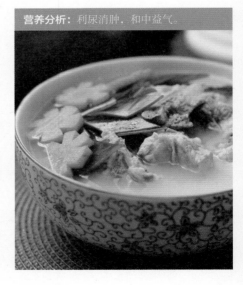

食材：
排骨150克，海带50克，胡萝卜、盐各少许。

做法：
1.海带泡水1个小时，再冲洗干净。
2.锅里烧开水，加入海带煮5分钟捞起，用清水冲洗备用。
3.锅里加入排骨和适量的清水煮；水开后，撇去浮沫；把洗干净的海带和胡萝卜一起下锅大火煮开，改小火煮1个小时；下盐调味即可。

温馨提示：
排骨加入锅中要冷水下锅，煮开再撇去浮沫，这样的肉质更好。

牛肉馅饼

🍴 食材：

面粉150克，牛肉100克，酵母2克，葱花、酱油、盐、花椒粉各适量。

🍳 做法：

1.将牛肉、葱花、酱油、盐和花椒粉拌匀。
2.和面，将和好的面揪成面团；将面团擀成皮。
3.放入馅料，包好；用手轻轻按成饼状入锅烙熟即可。

温馨提示：

烙制时间12~15分钟，掌握好火候。

营养分析：安中益气，健脾养胃。

归芪猪心

🍴 食材：

当归25克，黄芪15克，猪心200克，麻油、姜片各适量。

🍳 做法：

1.将当归、黄芪于水中煮开，转小火煮40分钟，取汁备用。
2.猪心洗净，切半厘米厚度小片。
3.麻油以大火烧热，放入姜片后转小火爆至褐色，但不能焦黑。
4.转大火，放入猪心炒至变色。
5.放入1中的汤汁煮开，熄火，即可。

温馨提示：

1.猪心切薄易入味。
2.可以帮助产妇提高睡眠质量。

营养分析：补肝肾润五脏，长肌肉填脑髓。

酒酿鸡蛋花

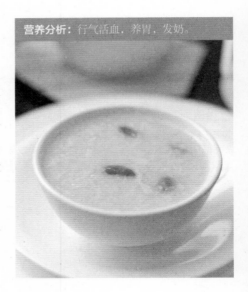

营养分析：行气活血，养胃，发奶。

🍲 食材：

鸡蛋2个，酒酿150毫升，枸杞5克。

🥣 做法：

1.锅内加入适量清水，放入枸杞，大火烧开转小火继续煮5分钟左右。

2.鸡蛋搅拌成蛋液后，沿锅边慢慢倒入锅内，用勺子搅拌成蛋花，待蛋液凝固后，加入酒酿，稍微搅拌即可出锅。

温馨提示：

蛋要先打入碗中，待水开后再倒入锅中搅拌，才会容易出细细的蛋花。

双红乌鸡煲

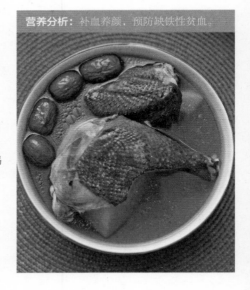

营养分析：补血养颜，预防缺铁性贫血。

🍲 食材：

乌鸡200克，红枣20克，红莲子20克，葱、姜、盐、鸡精、醋各适量。

🥣 做法：

1.将红莲子洗净备用。

2.将乌鸡放入压力锅里，加入葱、姜、盐、红枣、红莲子、鸡精、醋、适量清水，压力锅调到鸡档，保压时间15分钟即可食用。

温馨提示：

1.红枣不宜过多，保证汤汁没有甜味就可以。

2.如果以吃肉为主，可以缩短煲制的时间。

莲子百合薏米粥

营养分析：养心安神，利湿消肿。

🍚 食材：
莲子20克，百合30克，薏米50克，大米100克。

⚙ 做法：
1.薏米洗净泡发一晚，干百合洗净泡发，大米洗净浸泡，莲子洗净。
2.锅中加入适量水、薏米；加入大米；水开后加入莲子和百合。
3.大火烧开转小火烧30分钟左右即可。

温馨提示：
妇女怀孕早期忌食；汗少、便秘者不宜食用。

白萝卜猪蹄汤

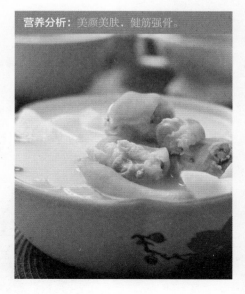

营养分析：美颜美肤，健筋强骨。

🍚 食材：
白萝卜半根，猪蹄1只，姜、盐各少许。

⚙ 做法：
1.白萝卜洗净切大块；姜切片；锅中加水加几片姜烧开，入猪蹄余水。
2.汤锅中下白萝卜、猪蹄、姜片4片，加水4大碗，烧开后撇去浮沫，转小火煲2个小时即可。
3.喝时加盐调味。

温馨提示：
白萝卜的清新鲜甜正好可以缓解浓重的猪蹄味。

第四章

产后妈妈的第三周

应该如何调养

经过前两周角色的初步适应和身体的基本调理，进入第3周，新妈咪的身体已经有了较好的恢复，下床活动的时间也开始多了起来，这时可以做些力所能及的事，不过还是要多注意休息，多吃滋补食物以分泌充足的乳汁，既确保自己顺利度过月子的后半期，同时也给宝宝提供丰富的营养。

1. 每天保证充足的睡眠

新妈妈要想在月子期休养好身体，就要做到劳逸结合，合理安排作息时间。

首先要有充分的休息时间，否则新妈妈会感觉疲倦、焦虑、精神抑郁，还会影响乳汁的分泌。一般来说，剖宫产的新妈妈在产后的第5天如果没有什么特殊情况的话就可以回家休养了。

产后两周内为新妈妈子宫收缩最快速的时候。怀孕时准妈妈的子宫被胎儿撑得非常大，一旦生产，子宫成为真空状态，内脏因不再受压迫而变得非常松垮；另外，因地心引力的关系，易造成松垮的子宫及内脏收缩不良，引起内脏下垂，而内脏下垂可能会引起妇科疾病。所以产后 2 周内，除适当下床轻微活动以外，其余时间最好卧床休息，至少每天保证 10 小时的睡眠。注意不要一直仰卧，而要经常改变卧位，比如侧卧及俯卧。这样做不但可以防止子宫后倾，而且有利于产后恶露的排出。

由于要照顾宝宝，有些新妈妈可能没法连续睡眠满 10 小时，那么就要学会把握机会多睡一会儿。不一定要躺在床上休息，下床活动时可在沙发、躺椅上小睡一会儿放松自己，会得到意想不到的效果。还可以在医生指导下做做产褥体操，帮助身体复原。

2. 母乳喂养的十大秘籍

母乳对于宝宝来说，是任何食物都不可超越的最佳食品。很多新妈妈都面临母乳不足的状况，怎样才能改变这种状况呢？以下是增加母乳分泌的十大秘诀。

● 增加喂奶次数

要增加泌乳量，乳房需要更多来自宝宝的刺激。如果新妈妈的泌乳量不够多，就需要增加喂奶的次数，至少每 2小时喂 1次。白天宝宝如睡觉超过 2小时，就唤醒他吃奶；晚上也至少唤醒宝宝 1次，多喂 1次奶。

● 加倍喂奶

在宝宝吃饱喝足之后，不要立即放下让他睡觉，而要再抱一会儿。用10~15分钟时间抱着他或直立地背着他，让他保持清醒，并让他胃里的气泡排出来。这样一来，宝宝胃里又有空间了，此时可再来一轮喂奶。

● 两侧乳房轮流喂哺

两侧乳房要轮流喂哺，如是从右侧开始，在适当的时候就要换到左侧，过一会儿再换回右侧。两侧轮流喂哺可以促进乳汁分泌，并且还可以预防乳头皲裂、乳汁瘀积或乳腺炎等疾病。

● 充满自信

母乳喂养，自信心非常重要。如果暂时母乳分泌不足，不要怀疑乳房泌乳的能力，也不要因为家人或者旁人的劝说而给宝宝喝奶粉。新妈妈要相信自己的乳房，它只是暂时因为某些原因没有分泌出来乳汁而已。

● 保持心情舒畅

保持心情舒畅，对于成功母乳喂养非常重要。焦虑会妨碍乳汁的泌出，即使身体产生了母乳，乳汁也无法顺畅流出来。

● 想象泌乳反射

想象乳汁分泌的过程，能让大脑与乳房之间的情感连接更加紧密，从而促进乳汁的分泌。

● 按摩刺激泌乳反射

如果是自己按摩，要充分了解按摩的原则和方法，不要强行按摩；如果是请别人按摩，则一定要请技术熟练的专业按摩师。

● 寻求专业帮助

如果暂时母乳分泌不足，可以找一位成功哺乳过的妈妈或者医院里的哺乳顾问，向她们请教如何增加泌乳量。很多时候，一些民间的偏方或者医生的专业方子，能成功增加乳汁分泌量。

● 在饮食上注意调养

除非乳腺先天发育不良，否则一般不会泌乳不足。但是，哺乳妈妈要有规律地生活和合理地安排饮食，才能够保证有充足的乳汁。

● 照顾好自己

如果要为宝宝制造更多的乳汁，就必须让自己更有能量，将母乳喂养和照顾自己作为头等大事。只要能帮助新妈妈放松、让新妈妈能专心照顾宝宝的事儿，就放手去做吧！而其他的事情，能让旁人代劳就尽量让旁人代劳。

什么样的食物能够促进乳汁的分泌呢?

- 首先，在新妈妈的膳食中应注意补充维生素B$_1$和水分；
- 其次，可以喝一些汤类，如排骨汤、猪蹄汤、鲫鱼汤等，各种下奶食物要交替着吃，以保证食欲和营养的均衡。

3. 做好心理调适

新妈妈要学会自我调整、自我克制，试着从可爱的宝宝身上寻找快乐。这一时期要尽可能地多休息，多吃水果和粗纤维蔬菜，不要吃巧克力和甜食，身体健康有利情绪稳定。

新妈妈家属应知道新妈妈月子期的特殊生理变化，所以要体谅新妈妈，帮助新妈妈调节情绪，对新妈妈给予照顾和关怀。特别是丈夫，应该抽出更多的时间来陪伴妻子，多进行思想交流，设法转移妻子的注意力，并且帮助妻子料理家务和照顾婴儿。

4. 产后偏头痛如何缓解

头痛就像牙痛，不是大病，但发作时疼痛难忍，让人寝食不安。就像有根针在使劲钻入脑袋里去，让人坐立不安。产后妈妈在孕育胎儿的过程中，往往会消耗掉大量的肾气，损伤到肾精。肾精如果不能及时生成血的话，会导致气血空虚，而头脑长时间得不到气血的濡养和润泽，就会"不荣则痛"。这种头痛主要表现为隐隐作痛，虽然不剧烈，但比较持久，通常伴有面色黯淡、头晕、乏力、腰膝酸软等症状。

产后妈妈们忙于照顾婴儿，往往起居不慎，受风，受凉，致使风邪入侵，导致身体气血运行受阻，从而造成了头痛。正所谓痛则不通，通则不痛。这种头痛占产后头痛之最，症状主要表现为头部冷痛，受凉风吹就会加重，得到热敷就会减轻一些。

疼痛会让很多人痛苦抓狂，所以那些烦琐的治疗方法并不实用，像艾灸、按摩这些能随时随地进行，且安全有效的方法，确实是产后妈妈解决头痛顽症的首选疗法。

灸疗法

选穴汇总：
风池穴　百会穴　印堂穴　太阳穴　足三里穴

　　这几个穴位最好请老公帮忙哦。如果老公太忙，其他的亲人也应该多多关心我们的产后妈妈。只有将妈妈照顾好了，宝宝才会好！

　　以下诸穴合用，祛外风之标，补肾精亏虚之本。

简单找穴法

风池穴：用手摸到颈部两条大筋外缘的陷窝，在发际的凹陷处，与耳垂齐平。<u>少阳经穴，脉气通于偏头部，是风邪蓄积之所，配合太阳，能疏风祛邪，清利头目。</u>

百会穴：正坐。举双手，虎口张开，大拇指指尖触碰耳尖，掌心向头，四指朝上，双手中指在头顶正中相碰触所在的穴位即是。

太阳穴：由眉梢到耳朵之间大约 1/3 的地方，用手触摸最凹陷处就是太阳穴。给大脑以良性刺激，能够解除疲劳、振奋精神。

足三里穴：在膝部的正下方，当膝关节弯曲成直角时，膝盖骨下方凹陷处下四指即是。能益气养阴，托毒外出。

（ 按摩法 ）

选穴汇总：
太阳穴　百会穴　印堂穴　风池穴

　　头是诸阳之会，百脉所通，人的各种心理、生理变化都有可能引起头痛，而按摩头面部的穴位来治疗头痛是一种标本兼治的有效方法。

　　以下诸穴合用，祛外风之标，补肾精亏虚之本。

简单找穴法

太阳穴： 由眉梢到耳朵之间大约1/3的地方，用手触摸最凹陷处就是太阳穴。

百会穴： 正坐。举双手，虎口张开，大拇指指尖触碰耳尖，掌心向头，四指朝上，双手中指在头顶正中相碰触所在的穴位即是。

印堂穴： 位于人体的面部，两眉头连线中点即是。

风池穴： 手摸到颈部两条大筋外缘的陷窝，在发际的凹陷处，与耳垂齐平。

✿ 按摩法：点按

最佳体位： 站位、坐位

步骤

产后妈妈取坐位。分别按压太阳、百会、印堂、风池等穴。

注意事项

①每个穴位点按2~3分钟。

②点穴时应使局部有酸胀感、麻木感。

太阳穴

百会穴

印堂穴

风池穴

5. 产后恶露不尽怎么调理

　　妈妈分娩后就会有大量恶露流出，恶露是指分娩时，羊水、血液以及胎盘组织剥离物的混合体。恶露的持续时间一般是42天，大约4周，这段时间内，妈妈身体非常虚弱和敏感。分娩时，由于胎儿压迫会阴部，以及医生助产时在会阴部的操作，导致产后会阴部常会发生充血和水肿，并且为了防止生产时产道出现撕裂伤，一般都会进行会阴侧切的小手术，使伤口更加疼痛不已。

　　这段时间内如果护理不当，不注意清洁卫生，非常容易出现产后感染，影响身体的健康，并会给今后的生活带来诸多的烦恼。

　　产后恶露不绝、恶露不净是指产后3周以上时，阴道依然会出血。常见于三种情况：

* 组织物残留，因妊娠月份较大，或子宫畸形、子宫肌瘤等原因，也可能是因为手术操作者技术不熟练，致使妊娠组织物未完全清除，导致部分组织物残留于宫腔内。此时除了恶露不净，还会出血不止，量时多时少，内夹血块，并伴有阵阵腹痛。

* 宫腔感染，可能因分娩后洗盆浴，或卫生巾不洁，或分娩后不久即行房事，也可因手术操作者消毒不严密等原因致使宫腔感染。此时恶露有臭味，腹部有压痛，并伴有发热，查血象可见白细胞总数升高。

* 宫缩乏力，可因分娩后未能很好休息，或平素身体虚弱多病，或手术时间过长，耗伤气血，致使宫缩乏力，恶露不绝。

* 由于症状表现不一，治疗也不尽相同，故应及时去医院请医生查找恶露不净的病因，并针对病因进行治疗。

|||||||||||||||||||||||||||||||||||||| 中药法 ||||||||||||||||||||||||||||||||||||||

❀ 气虚型

产后恶露过期不止，量多，色淡红，质稀，无臭味，精神倦怠，四肢无力，气短懒言，小腹空坠，面色苍白，舌淡，苔薄白，脉缓弱。

药方：人参、黄芪、甘草、当归、陈皮、升麻、柴胡、白术、阿胶、艾叶、益母草各15克。一起煎服。若恶露不止又伴有腰酸肢软、头晕耳鸣的，可以加菟丝子10克、金樱子10克、川断5克、巴戟天10克，一起煎服。

❀ 血热型

产后恶露过期不止，量较多，色深红，质稠黏，气臭秽，口燥咽干，面色潮红，舌红，苔少，脉细数无力。

药方：生地15克、熟地15克、牛膝10克、猪苓10克、泽泻5克、黄檗10克、知母10克、绿豆15克、龙胆草15克、车前子15克、益母草15克、七叶一枝花10克、贯众10克。一起煎服。

❀ 血瘀型

产后恶露过期不止，淋漓量少，色黯有块，小腹疼痛拒按，块下痛减，舌紫黯，或有瘀点，脉弦涩。

药方：当归15克、川芎10克、桃仁15克、炮姜15克、炙甘草15克、益母草15克、炒蒲黄10克。一起煎服。若恶露不止，气虚明显，小腹有空坠感，则可加入党参与黄芪一起煎服，若恶露异味大，并且患者口干咽燥，则可加马齿苋15克、蒲公英10克，一起煎服。

|||||||||||||||||||||||||||||||||||||||||| **食疗法** ||||||||||||||||||||||||||||||||||||||||||

❀ 生化汤

⊕ 原料

当归、桃仁各15克，川穹6克，黑姜10克，甘草3克，粳米100克，红糖适量。

⬤ 做法

粳米淘洗干净，用清水浸泡 30 分钟，备用。用当归、桃仁、川芎、黑姜、甘草和水以1：10的比例共同煎煮。所有原料用小火煮30分钟，取汁去渣。将药汁和淘洗干净的粳米熬煮为稀粥，调入红糖即可，温热服用。

营养功效

这款生化汤具有活血散热功效，可缓解产后血瘀腹痛，恶露不净，对于脸色青白、四肢不温的虚弱妈妈，有很好的调养温补的功效。只有妈妈身体恢复得好，宝宝的成长才有保证。

特别提醒

此汤对于产后手脚发凉的虚弱妈妈有很好的调养温补作用。

6. 产后宫颈炎

宫颈是保护子宫的"屏障"，是防止病原体侵入宫腔的重要关卡，一旦失守，很容易染上宫颈炎。生产完后老往厕所跑的妈妈们注意啦，小心别被宫颈炎盯上了，不然可不只是跑厕所这么简单了，瘙痒腹痛会如影随形，一旦病变，到时候就后悔莫及了。

所以，想要远离宫颈炎，就要用对方法。只有当我们把炎症一一化解了，子宫才能健健康康，生活才能轻轻松松。

灸疗法

选穴汇总：
子宫穴　关元穴　气海穴　归来穴　水道穴
天枢穴

宫颈炎，中医以为气虚、阳虚，水湿不能化气，聚而生热，成湿热之形，所以中医治疗以益气温阳、化湿除热为法。

简单找穴法

子宫穴： 在下腹部，当脐中下4寸，中极旁开3寸。调经止带，理气和血，升提下陷。

关元穴： 在下腹部，前正中线上，当脐中下3寸。大补元气之穴，从丹田出发，使气升而有根。

气海穴： 在下腹部，前正中线上，当脐中下1.5寸。大补元气之穴，从丹田出发，使气升而有根。

天枢穴： 天枢位于腹中部，距脐中2寸。大补元气之穴。

7. 可以开始进补了

　　新妈妈坐月子进入第3周后，恶露已经基本排尽，此时是进补的最佳时机。

　　在产后的前两周里，新妈妈的内脏尚未回缩完全，疲劳感也未完全消失，此时如果吃下太多养分高的食物，肠道无法完全吸收，反而会造成"虚不受补"的现象。原本吸收能力强、身体肥胖的新妈妈，立刻进补容易造成产后肥胖症；原本瘦弱的新妈妈会因无法吸收食物养分而发生腹泻，导致更瘦弱，或因无力代谢，很可能会被体内不正常的细胞吸收，产生异常现象，如子宫肌瘤、卵巢瘤、乳房纤维瘤或脑下垂体瘤等。所以，月子期的饮食最重要的是阶段性进补，按照产后身体的恢复情况进补：第1周主要以代谢、排毒、开胃为主，第2周以收缩盆底肌肉及子宫复原（补血）为主，到了第3周才开始真正的滋养进补。

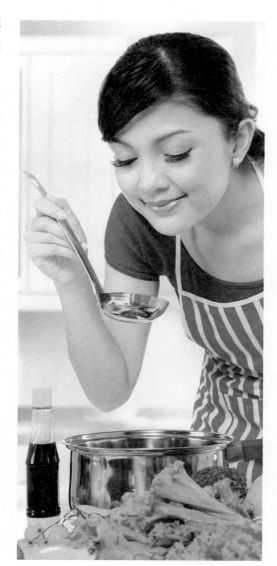

8. 药膳进补要适当

新妈妈可以根据自己的体质，用中药进行调养，以增强体质。以下这些中药材适合产后体质虚弱的新妈妈在饮食中添加。在应用药膳进补前，最好咨询一下中医并进行相关检查，因为中药的性能、功效及适应证各不相同，应辨证进补，根据体质对症用药。

莲子。莲子是一种药食两用的佳品。新妈妈出现的心烦心悸、失眠多梦等症状时，都可以通过服用莲子来改善。另外，对于胃肠虚寒引起的大便多、泻下清稀症也很适用，但便秘者要慎用，因为莲子具有收涩的作用，所以在产后恶露未净之前最好少吃，产后第三周以后可适当食用。

三七。中药书籍记载：三七有活血止血、化瘀止痛的作用，常用于人体各种出血症，如吐血、便血、崩漏等；各种瘀滞疼痛、跌打损伤，尤其长于止痛。云南白药的主要成分是三七粉。据药理实验：三七对动物有强心作用，能扩张血管，增加血流量，降低血压，降低胆固醇，还能使动物血凝时间缩短，达到止血的目的。

黄芪。黄芪具有增强机体免疫力、促进机体代谢的作用，还可补气升阳、益卫固表、托毒生肌、利尿消肿。

当归。当归是女人常用的药材，具有补血、活血、调经、止痛、润肠的功效，适用于血虚体弱、头晕、心悸、唇甲苍白、产后腹痛、便秘等症。

人参。人参中的一些成分对于促进难产或大出血的新妈妈体力恢复比较有效。用人参同其他食物一起烹调，如与老母鸡、山药、大枣等炖汤，适合于产后出汗较多、疲劳过度、食欲欠佳的新妈妈。但要注意，人参中的某些生理活性物质可能会通过乳汁被宝宝吸收，所以新妈妈最好在医生的指导下适当食用。

党参。能补中益气、生津养血。

9. 进补小窍门

产后是新妈妈身体最虚弱的时候，此时少不了药补。产后新妈妈若无伤口感染、感冒或余火未尽，比如口干、嘴破等热象，即可进入中药的"补身"阶段。

古籍上说："产后气血大虚理宜峻补，但恶露未尽，峻补须防壅滞。"所以产后不能因身体虚弱就乱补一通，补要等恶露排尽之时方可进行。

中药的补药，有补气药（四君子汤类）、补血类（四物汤类）、气血双补药（八珍汤、十全大补汤类）、补阴药（六味地黄汤类）、补阳药（桂附八味丸类）等几种。如果能清楚自己的体质与需要，在这些基本方中作加减，即可适用于一般产后状况。如产后腰酸背痛、骨盆腔韧带松弛，常加入杜仲、怀牛膝、桑寄生等补肾强筋药。

10. 多餐少食的好处

新妈妈每日餐次应较一般人多，以5或6次为宜，这是因为餐次增多有利于食物的消化吸收，从而能保证充足的营养。

新妈妈产后胃肠功能减弱，蠕动减慢，如一次过多、过饱进食，会增加胃肠负担，从而损害胃肠功能。如采用多餐制，则有利于胃肠功能恢复，减轻胃肠负担

11. 揭秘哺乳妈妈要补充的几种营养

哺乳的新妈妈在饮食方面，除了要摄入有益身体恢复的食物外，还要兼顾宝宝的营养。妈妈的饮食须根据宝宝的需要而做出相应的调整。

均衡摄入各种营养素

新妈妈不仅要补充由于怀孕、分娩所耗损的营养储备，还要保证乳汁分泌，承担起哺育宝宝的重任，因此，哺乳期的合理膳食对新妈妈是非常重要的。从第三周开始至哺乳期结束，新妈妈一定要保持充足的营养。在选择食物时，要做到品种多样、数量充足、营养全面，以保证宝宝与新妈妈的身体健康。应适当增加各种营养素的摄入量，尤其是蛋白质、钙、锌、铁、碘和B族维生素，并要注意各营养素之间的合适比例，如蛋白质、脂肪、糖类的供热比应分别为 13%~15%、27%和58%~60%。

开始吃催奶食物

宝宝半个月以后，胃容量增长了不少，吃奶量与时间逐渐规律。新妈妈的产奶节律开始渐渐与宝宝的需求合拍，反而觉得奶不胀了，不少新妈妈会因此认为自己产奶不足。其实，如果宝宝的尿量、体重增长都正常，两餐之间很安静，就说明母乳是充足的。如果新妈妈担心母乳不够，这时完全可以开始吃催奶食物了，如鲫鱼汤、猪蹄汤、排骨汤、黑鱼汤等都是很好的催奶汤品，也可服用催乳的药膳。

脂肪不可少

脂肪是人体重要的组成部分，在人体营养中占重要地位。产后的脂肪摄取量与乳汁的分泌有密切关系，对宝宝身体成长也有重要的意义。如果脂肪摄取不足，就要动用新妈妈体内储备的脂肪，长期下去，对宝宝和新妈妈都有负面影响。

要知道，新妈妈体内的脂肪有增加乳汁分泌的作用，而宝宝的发育及对维生素的吸收也需要足够的脂肪，特别是不饱和脂肪酸，对新宝宝的大脑中枢神经的发育特别重要。新妈妈饮食中的脂肪含量及脂肪酸组成会影响乳汁中的这些营养的含量，因此新妈妈的膳食中必须有适量的脂肪来保证自己和宝宝的身体需求。当然，也不能摄取过度，脂肪所提供的热能应低于总热能的1/3。

根据宝宝的大便情况及时调整饮食

母乳成分发生变化时，婴儿的大便性状会相应发生改变。比如乳母吃了易胀气的豆制品，婴儿就会排气多，且大便呈稀黄水样；若乳母进食过多甜食，糖类在婴儿肠内发酵产气，则婴儿的大便泡沫多且酸味重，此时妈妈要控制甜食摄入量。

12. 冬季暖月子食补秘诀

冬季气温低，新妈妈冬季坐月子可以这样食补。

多补充维生素

多食用含维生素的食物。维生素A可促进人体代谢循环、补中益气，增强耐寒能力；维生素B_2是平衡人体耗氧量的重要物质；维生素有扩张血管的作用，可以加强肢体末梢的血液循环。

多食用温热性食物

胡萝卜能够增强体力和免疫力，激活肝脏功能和血液运行，从而达到调理内脏、暖身、滋养的目的；核桃仁中富含磷脂和维生素E，能够增强细胞活性，促进造血功能，还能增进食欲；板栗有养胃健脾、强筋活血的功效。

多食用含铁的食物

瘦肉、鱼、动物肝脏、家禽、蛋黄、香菇、豆类、菠菜和芹菜都富含铁。多食用富含维生素C的新鲜蔬果，可以促进机体对铁的吸收。

多食用健脾暖胃的食物

寒冷季节，多食用鲢鱼、大头鱼、羊肉、虾米等具有健脾暖胃功效的食物。鲢鱼适用于胃寒疼痛；大头鱼暖胃的同时还能起到治疗耳鸣、头晕目眩的作用；羊肉具有暖中补肾虚、开胃健脾、御寒祛湿的功效；虾米具有滋阴健脾、补肾壮阳、通畅血脉的功效。

13. 产后第3周营养月子餐

百合南瓜粥

营养分析： 润肺，安神，美容养颜。

🍲 食材：
南瓜250克，百合1个，冰糖适量。

⊙ 做法：
1.百合洗净。
2.将去皮切块的南瓜放入锅内，加水煮滚后慢火熬成茸状，加百合、适量的冰糖再煲一会儿即可。

温馨提示：
秋天的南瓜香甜美味，无论是熬煮成粥或者用来做简单的饭后甜品都很不错。

红烧小黄鱼

营养分析： 补益肝肾，养肝明目。

🍲 食材：
小黄鱼150克，香菇20克，淀粉、葱、姜、蒜各少许。

⊙ 做法：
1.小黄鱼宰杀制净，拍一层淀粉；葱姜蒜切碎。
2.小黄鱼下温油锅中炸黄，捞出备用。
3.葱姜蒜炒出香味，下入香菇、小黄鱼及淀粉、葱、姜、蒜，小火烧至入味。

温馨提示：
小黄鱼要炸透，以便更好地入味。

美容茶

🌾 **食材：**

红枣3颗，枸杞20颗，干玫瑰5朵。

⊙ **做法：**

1.将红枣和枸杞用冷水洗净。

2.将红枣、枸杞、玫瑰花茶一起放入茶杯中，盖上盖子闷泡10分钟左右。

温馨提示：

红枣用新疆灰枣，枸杞用中宁枸杞，这两种原材都比较甜，泡出来的花茶无需再额外添加冰糖或蜂蜜。

营养分析： 益气补血，美白肌肤。

西芹烩牛肚

🌾 **食材：**

卤牛肚120克，西芹30克，红椒20克，油少量，盐小半勺，鸡精、胡椒粉各少量。

⊙ **做法：**

1.西芹、红椒、卤牛肚切丝。

2.炒锅倒少量油，大火烧至八成热，下入红椒丝与西芹丝翻炒，加小半勺盐，炒至西芹微微出水，颜色变深即可。

3.下入牛肚丝翻炒1分钟。

4.加少量水、鸡精、胡椒粉，炒匀至水分收干即可装盘。

温馨提示：

西芹和红椒要先下锅单独放盐，爆过辣椒和西芹的油，再炒牛肚，香料的味道更容易出来。

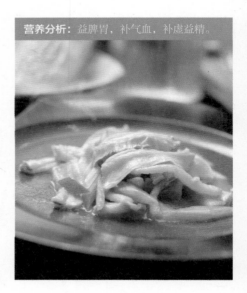

营养分析： 益脾胃，补气血，补虚益精。

虾仁炖蛋

食材：

鸡蛋2个，虾仁适量，青豆、盐各少许。

做法：

1.鸡蛋磕在碗里，加少许盐和冷开水，打散。

2.将虾仁、青豆放在蛋液上面；然后盖上保鲜膜放入锅中，大火蒸大概10分钟即可。

温馨提示：

将蛋液过滤一下再蒸制，可使蒸好的蛋羹口感更细滑。

营养分析：提高人体免疫力。

芙蓉鲈鱼脯

食材：

鲈鱼200克，彩椒20克，油适量，蛋清半个，葱、姜、盐、淀粉、料酒、猪油各少许。

做法：

1.将鱼肉洗净，放在案板上，用刀片成厚0.3厘米、长宽各为3.3厘米的片，放入碗内。

2.碗内加少许盐、淀粉、蛋清、葱末、姜末，腌渍上浆。

3.将锅架在火上，放油烧至五成热，下入上浆的鱼片，用铁筷划开，滑炸至七成熟倒入漏勺控油。

4.将另一锅架在火上，放入猪油烧至四成热左右，再将调匀的鸡蛋清倒入，煎至快凝结。

5.下入鱼片和料酒，铲翻两下，出锅装盘，即可食用。

营养分析：益肾，安神，健脾，补气。

温馨提示：

做鱼时，放入几块橘子皮，既可除腥味，又可使鱼的味道鲜美。

香菇菜心

🍲 食材：

上海青120克，香菇30克，油、酱油、白糖、味精、水淀粉各适量。

⚪ 做法：

1.香菇用温水浸泡后，剪去根，反复清洗干净，挤去水分。
2.锅内放油烧热，放入香菇略煸炒一下，加入酱油、白糖，加盖烧煮入味。
3.加入味精，用水淀粉勾芡，淋油，盛在煸炒过的菜心上面即可。

温馨提示：

如果要好看，香菇就不用切开，整个地炒，最后摆到菜心中间。切开炒，熟得快。

营养分析：减腹，补气血。

党参炖乌鸡

🍲 食材：

乌鸡200克，党参10克，红枣10克，茯苓10克，枸杞10克，盐适量。

⚪ 做法：

1.鸡洗净，切小块，以热水余烫，再以冷水冲凉。
2.内锅中放入5杯水，放入鸡块、茯苓、党参、红枣、枸杞过水洗净，一齐放入锅中。
3.外锅加3杯水，按下开关煮至开关跳起，加盐调味即可。

温馨提示：

上述材料中的药材少一样或两样也没关系，做出来的汤也同样好喝。

营养分析：补气养血，滋阴润躁。

菠菜猪肝粥

营养分析：补血养气，敛阴润燥。

🍴 食材：

菠菜250克，猪肝80克，大米60克，姜、食盐各适量。

🥣 做法：

1.大米洗净熬成粥。
2.猪肝切片，焯水捞出，冲净血沫待用。
3.姜切丝，菠菜用开水烫一下捞出。
4.将粥煮滚后放入猪肝片、菠菜、姜丝，加入食盐调味即可。

温馨提示：

1.猪肝有腥味，可以先用料酒腌一会，用冷水洗净后再焯水。
2.用砂锅熬粥会更美味。

三丝炒粉

营养分析：健脾和胃，清热解毒。

🍴 食材：

米粉500克，胡萝卜1根，火腿肠2根，鸡蛋2个，豆芽、青菜各100克，葱、油、盐各适量。

🥣 做法：

1.将米粉用开水泡发后捞起备用。
2.胡萝卜、火腿肠切丝，鸡蛋打烂搅匀，豆芽、青菜洗净，葱切末。
3.锅中加入适量油，放入胡萝卜丝、火腿肠丝、豆芽稍炒软，加入少许盐炒匀盛入盘中待用，鸡蛋炒熟。
4.锅中加入油，放入米粉不停翻炒，加入盐调味，炒至干水熟透后放入胡萝卜丝、火腿肠丝、豆芽、青菜和鸡蛋继续翻炒，撒上葱花即可。

温馨提示：

1.将米粉泡至软透为宜。
2.炒粉的过程中需用筷子不断地将乱成一团的粉弄开。

第五章

产后妈妈的第四周

应该如何调养

女人的一生有三个健康关键期：经期、孕产期、更年期，其中孕产期是最重要的，所以孕产期也是妈妈把身体调理好的关键时期。按照中国人的传统习惯，在孕产期最重要的调理方式就是"坐月子"。"坐月子"实际上也是产后妈妈整个生殖系统恢复的过程，而且恢复得好不好，直接影响到产后妈妈的健康。

1. 应对产后乳腺炎的良策

在母乳授乳期间发生的乳腺炎称为产褥乳腺炎，是由于处理不当引起化脓，或从乳头伤口进入化脓菌而引发的感染。表现为乳房红肿发硬，疼痛剧烈，体温可达38℃左右。严重者，积存的脓使乳房变得软且大，最后从乳头往外流出，这时必须要切开排脓。

在产褥期4~7日容易引起乳汁滞留、发热，因此每次哺乳后要将乳房挤空。感觉乳房发硬或疼痛时，要尽早请医生诊治。在治疗初期，要常挤乳，或用冷毛巾暂时冷敷，以减轻症状，或遵医嘱使用抗生素和消炎药。

2. 产后老是口渴正常吗

不少刚产下宝宝的妈妈会有口渴的症状，这一般是正常现象，只要在生活和饮食上注意调理症状就会缓解，不必过分担心。

增加饮水总量，科学补水

不论是顺产还是剖宫产，产妇都会有失血失水较多的情况，产后补水是非常重要的一个环节。通过饮食增加饮水量可以确保母婴健康，特别是母乳喂养的妈妈，更要注意补充水分。

哺乳的妈妈每次哺乳前和哺乳后都应及时补水。三正餐之前不要补水，可以是边吃边补充。补水量应依据代谢、消耗量以及天气情况等多种因素进行适当调整。

口渴警示着体渴

这里的"体渴"指的是产妇的饮食结构可能不太科学。一是由于饮水量不足，影响到产后妈妈对所摄入的食物的消化吸收，没有充分利用到食物中的营养素。二是饮食结构中配餐不合理。

多吃生物价较高的食物

食物蛋白质消化吸收后能被机体利用的程度称为生物价。生物价越高的食物，蛋白质的营养价值越高。最具代表的是鸡蛋和鱼这两大类。

每天必须摄入新鲜蔬菜

蔬菜以鲜嫩的为好，各类蔬菜总计不得少于400克（可食用的部分）。蔬菜中必须常有绿叶蔬菜，轮流调配黄花菜、香菇、蘑菇、黑白木耳等。

注意烹饪方法

烹饪以炖、煮、煨、蒸、氽、拌为好。不吃烧烤类食品，少吃油炸食品。膳食中常以汤水较多的为佳。

只要注意了以上几种情况，调整饮食结构，不仅能解决口渴，也能解决体渴。

3. 产后千万别哭，注意保护眼睛

十月怀胎及分娩的劳累，加之产后哺乳，新妈妈会感到身心疲惫，因此坐月子期间，新妈妈的主要任务是休息和适当活动。如果在这个时期用眼过度，新妈妈很容易落下眼痛的毛病。

新妈妈不宜多看电视

新妈妈在月子里应注意休息，要适当控制看电视的时间，否则眼睛会感觉疲劳。连续观看电视的时间不要超过1小时，在观看过程中，可闭上眼睛休息一会儿或起身活动一下。电视机的高度要合适，以略低于水平视线为宜。新妈妈要与电视机保持一定距离，最佳距离为电视机屏幕对角线长度的5倍，以减轻眼睛疲劳。最好不要把电视机放在卧室内，不要边哺乳边看电视，否则会减少母亲和宝宝感情交流的机会，对宝宝大脑的发育很不利；在观看电视时，母亲往往被电视情节所吸引，也会影响乳汁的分泌。

新妈妈不宜多操劳

有的新妈妈，尤其是职业女性，由于平时工作和家务十分紧张，很少有空余时间，于是就在产前准备了大量的书籍或毛线，想充分利用月子期多学点儿东西或织点儿毛衣。但看书需要长时间盯着书本，会使眼睛过于疲劳，时间一久就会出现看书眼痛的毛病。织毛衣也是如此，不但会使眼睛疲劳，而且由于必须长时间采取坐位，因此会影响颈项、腰背部肌肉的健康，引起腰背疼痛。所以，新妈妈在月子期不宜多看书或织毛衣。

4. 注意个人卫生，注意保暖

　　产后的新妈妈要特别注意清洁卫生。勤清洗身体、勤换洗衣物，会让新妈妈的身体处于健康状态，同时，清洁会给新妈妈带来好心情。

全身的清洁

　　新妈妈很易流汗，所以要常擦拭身体（代替沐浴）以保持干爽、舒适，但最好不要单纯用水，用水与酒精混合在一起擦拭会起到更好的作用。

脸部的清洁及保养

　　洗脸及刷牙无须用酒精或盐，只用温开水即可，为预防头风或头痛绝不能用冷水。另外，脸部的清洁保养可以使用适合自己肤质的洗面乳及保养品。

局部的消毒

　　用柔软的纱布或棉布沾上清水、洁尔阴或高锰酸钾水清洗外阴和肛门，注意清洗时要从前向后，以防伤口感染。腹部伤口需用体积分数为75%的酒精或碘伏清洗，清洗完毕后注意保持干燥，盖上消毒纱布，预防伤口感染。

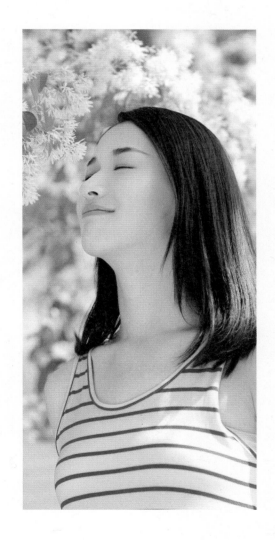

5. 宝宝出满月后可以出去透透气

满月后，如果新妈妈身体没有不适感，天气较好时可带小宝宝一起外出散步，呼吸新鲜空气，让心情开朗起来。

新妈妈不必把孩子托付给别人，只要推个小车就能出发。在附近的绿地、公园或广场散散步，会大大有益于身心。这个时候宝宝也会显得非常安静，因为他对这个世界有太多的好奇心。不过很快他就会在摇摇晃晃的小车里睡着，此时新妈妈也可以在路边的椅子上休息一会儿。

6. 产后乳腺炎可用中医调理

产后卵巢分泌功能比较紊乱的妈妈，很容易患上乳腺增生、乳腺炎等症，不仅影响到乳房的美观，而且对宝宝和自己的身体都会产生不利影响。虽然大多数乳腺增生都是单纯性的，是没有危险的，但终归是病，生病了就得治。

试问，有几个妈妈能忍受乳房整天流血流脓的惨状呢？

如果不想被这样的梦魇缠住，那就试着用下面介绍的方法来巧妙地摆脱吧！

(按摩法)

选穴汇总:
膻中穴 肝腧穴 乳根穴

❀ 按摩法：点按

最佳体位：站位、坐位

步骤

产后妈妈取坐位或站位，分别按压膻中、期门、肝腧等穴。每个穴位点按2~3分钟。

注意事项

按压天池穴、乳根穴对治疗乳腺炎有特效。

膻中穴

肝腧穴

乳根穴

(**灸疗法** | **选穴汇总：**
期门穴　足三里穴)

❀ **灸疗法：悬灸**

最佳体位： 站位、坐位

步骤

产后妈妈取坐位或站位，将艾条的一端点燃，依次正对灸疗期门穴、乳根穴、肝腧穴、行间穴、膻中穴、足三里穴、鱼际穴，与穴位局部皮肤成90°，距皮肤2~3厘米。每次10~20分钟。

注意事项

①艾灸时，热度以能耐受的最大热感为佳。

②对于体虚、局部知觉迟钝的妈妈，操作时可将中、食两指分开，置于施灸部位的两侧，这样可以通过手指的感觉来测知局部穴位的受热程度，以便随时调节施灸的距离，防止烫伤。

期门穴

足三里穴

7. 解决产后背部疼痛的方法

　　我们常常在睡觉时，一不小心就把肩和背给露在外面了。没有了被子的遮挡，肩背很容易受到风寒湿邪的入侵。肩背受寒，我们就会出现怕风怕冷、出凉汗等症状。更严重的是，每逢阴雨天气时这些症状还会加重，天气暖和时疼痛就会自然减轻一些。

　　日夜需要照顾宝宝的妈妈们，晚上躺在床上给宝宝喂奶，总是习惯性地让宝宝的头枕在自己的肩上，以致肩部出现肌肉劳损，产生酸痛等症。还有的妈妈则是长期低头、含胸、手托宝宝给宝宝换尿布或给宝宝喂奶等，使得肩背部有肌肉劳损，导致酸痛等问题。

　　以上这几种病因所导致的肩背部疼痛都有一个共性，那就是休息后一般疼痛能得到缓解。但是，照顾宝宝是妈妈不可推卸的责任，产后的劳累是很难避免的。如果这时家人能伸出援助之手，经常帮产后妈妈做些艾灸、刮痧和按摩，疏通疏通经络，对减轻产后妈妈的痛苦会大有益处。

灸疗法

选穴汇总：
肩井穴　肩髎穴　肩髃穴　天宗穴

　　肩背部的疼痛对产后妈妈来说可谓"触手难及"。艾灸的功效虽好，却不可以随时享用。不过，有了艾灸器，我们背后的穴位变得"触手可及"了。

简单找穴法

肩井穴： 肩上大椎与肩峰端连线的中点处。灸疗此穴，能疏通经脉，活血止痛。

肩髎穴： 手臂直伸，肩膀顶部后下方的凹陷处即为此穴。艾灸此穴能祛风散寒，坚固肩部肌肉，柔和肌腱。

肩髃穴： 将上臂外展平举，肩关节部即可呈现出两个凹窝，前面一个凹窝中即为本穴。艾灸此穴能祛风散寒，坚固肩部肌肉，柔和肌腱。

天宗穴： 肩胛骨下窝的中央凹陷处。此穴主治肩及肩胛部痛症，灸疗此穴能疏经通络，祛风止痛。

按摩法

选穴汇总：
肩井穴　肩髎穴　肩髃穴　天宗穴

✿ 按摩法：点按

最佳体位： 站位、坐位

步骤

产后妈妈取站位或坐位，沿着脊柱自上而下分别按压肩井、肩髎、肩髃、天宗、臑腧、后溪等穴，使局部产生酸胀感。每个穴位点按2~3分钟。

注意事项

①点穴时应使局部有酸胀感、麻木感。

②夜间痛者，天宗穴可做重点按揉。

肩井穴

肩髎穴

肩髃穴

天宗穴

8. 产后易患盆腔炎

产后妈妈普遍体质弱，常常会出现不明原因的腰痛、腹痛，实在痛得忍不住了，就随便找些止痛药来吃。要知道，"不明痛因，不予止痛"是医生的原则，医生尚且不敢随便给病人吃止痛药，更何况是什么都不懂的我们呢。我们可以自己动动手，通过一些简单有效的方法，如熏蒸、艾灸和中药包热敷等方法，把烦恼统统赶走。

中药熏蒸　　**选穴汇总：熏蒸袋，中药方剂**
　　　　　　　　　　最佳体位：坐位

盆腔炎是一种多见且易反复的病症。病因是由于盆腔内部有增厚、粘连的炎症组织，致使其局部的血液循环不畅，如果吃药治疗的话，药物比较难通过血液循环到达炎症部位，治疗效果不佳。用熏蒸的方法，可以把药物通过蒸气直接作用于盆腔的炎症部，达到活血化瘀、行气止痛的效果。

❀ 最佳疗法：中药熏蒸

配方： 丹参10克，赤芍15克，透骨草20克，鱼腥草30克，蒲公英10克，益母草25克，当归15克，桃仁10克。

步骤

①将中药材装入布袋，然后放入蒸发器中。

②先预热5~10分钟，把衣服脱掉，然后再坐到熏蒸袋里。熏蒸时间不宜过长，每次最多30分钟。

注意事项

①饥饿、过度疲劳、饮食之后都不宜进行熏蒸。

②体质虚弱，有开放性创口和患有感染性等疾病的妈妈也不宜进行熏蒸。

③经期不宜熏蒸。

灸疗法

选穴汇总：
气海穴　关元穴　子宫穴　天枢穴

　　盆腔炎，中医病理与宫颈炎有些相像，都是因为气虚、阳虚，水湿不能化为气，聚集在一起而生热，形成湿热的形态，只是各自的病位不同罢了。所以中医同样以益气温阳、化湿除热为治疗方法。

简单找穴法

子宫穴：在下腹部，当脐中下4寸，中极旁开3寸。此穴可调经止带，理气和血，升提下陷。

关元穴：在下腹部，前正中线上，当脐中下3寸。该穴为大补元气之穴，从丹田出发，使气升而有根。

气海穴：在下腹部，前正中线上，当脐中下1.5寸。该穴为大补元气之穴，从丹田出发，使气升而有根。

天枢穴：天枢位于腹中部，距脐中2寸。该穴为大补元气之穴。

9. 产后缺乳巧按摩

看过西方油画的人应该都记得这样一幅杰作：圣母玛利亚将圣子耶稣放在绿色的垫子上，神情温柔而专注地给他喂奶。小耶稣在与妈妈对视的同时，还用小手抓住自己的小脚丫，表现出极大的享受。每一个做过母亲的女性看到这幅画都会为之动容，这样的时刻，只属于母亲和孩子。

明代妇科专著《妇人规》中说："妇人乳汁乃冲任气血所化"意思是妈妈的乳汁来源于气血，当气血充足，乳汁有了来源，也就充足；当气血不足，乳汁没有了供给源头，就会出现没有乳汁或者乳汁很少的情况。而气血不足的根本原因是脾虚。在人体的器官中，脾生化气血，一旦脾本身出现问题，就会导致气血虚弱。另外，新妈妈们在分娩时失血过多也是造成少乳的直接原因，气主要来源于血，血损耗太多，乳汁来源就不足。

产后失血过多的妈妈们往往会觉得精神疲倦而食欲不振，面色苍白，脉络虚弱。中医还认为，缺乳的另一个重要原因是乳络不通，导致乳汁下不来。这就像我们开车去某个地方，但在路上发生了交通堵塞，即便我们想尽快到达，也无法前行。有些新妈妈有产后抑郁症，肝火旺盛，肝主疏导，如果产后抑郁，气机不畅，也容易影响肝的疏导作用，阻碍乳汁运行，导致有乳难下；乳络不通的新妈妈常会感到乳房胀痛，食欲减退，甚至忽冷忽热。

怎样才能解决这个难题呢？很简单，通过艾条悬灸膻中穴、乳根穴和少泽穴就能补气益血、疏通乳络。

具体做法：将艾条放在穴位上方约 3 厘米处，固定不移，每个穴位灸 5~15 分钟，每天 1~2 次，以穴位周围皮肤有灼热感为度。灸到有乳可通为止，一般 1 周即可见效。

除了艾灸之外，食疗也是最常见的催奶方法。新妈妈们在产后可多食用花生炖猪蹄、通草鲫鱼汤、黄花菜炖猪瘦肉、莴笋汤、芝麻粥等，另外木瓜花生大枣汤也有不错的疗效。

灸疗法

选穴汇总：
肩井穴　膻中穴　乳根穴　少泽穴

简单找穴法

肩井穴： 在大椎穴与肩峰连线中点，肩部最高处。艾灸此穴有疏导水液的作用，对产后缺乳有很好的效果。

膻中穴： 在胸部，两乳头连线中点处。艾灸此穴能调理一身气机，使全身气机升降得宜。

乳根穴： 在胸，乳头直下乳房根部第5肋间隙距前中线4寸处。艾灸此穴能活血行气，消除乳房结块，疏通乳络。

少泽穴： 小指末节尺侧，距指甲0.1寸处。艾灸此穴能有效治疗乳汁不足等症。

刮痧法

选穴汇总：
厥阴腧穴　膈腧穴　肝腧穴　脾腧穴　胃腧穴　肾腧穴　乳根穴　足三里穴

盆腔炎是一种多见且易反复的病症。病因是由于盆腔内部有增厚粘连的炎症组织，致使其局部的血液循环不畅，如果吃药治疗的话。

步骤

①刮任脉：由膻中穴沿前正中线向下移动，经中脘穴、气海穴等穴，刮至关元穴。

②刮足阳明胃经的乳根穴。

③刮足阳明胃经的足三里穴。

厥阴腧穴

乳根穴

足三里穴

预防调护

* 产前不要过度劳累，产后不要过早操劳。
* 禁服某些药物，如阿托品、红霉素、四环素、水杨酸盐、碘化物、溴化物、碘胺类、苯巴比妥类等。
* 注意乳房卫生，保持心情舒畅，避免精神刺激。
* 在饮食方面要多食易消化、营养丰富和含钙较多的食物，如鱼、肝、骨头汤、牛奶、羊奶等，可食用猪蹄、鲫鱼汤等补品。不能吃刺激性食物，如五香料、煎炸、辛辣等食物。
* 养成定时哺乳的习惯，定时让婴儿吸乳，建立吮吸反射。

10. 新妈妈不能盲目节食

　　如果新妈妈感觉母乳不太足，可以根据本书上文介绍的催乳方式进行催乳。

　　新妈妈还应养成每日喝牛奶的好习惯，多吃新鲜蔬菜、水果，既能让自己的奶量充足，又能修复元气，且营养均衡不易发胖。

　　通常新妈妈分娩后体重会增加，许多新妈妈为了恢复产前的苗条身材，产后便马上开始节食，这样做不但有损身体健康，而且对哺乳不利。因为新妈妈这个时候身体还没有恢复到孕前的良好程度，还需要补充一定的营养和热量，如果盲目地节食，回避热量的摄取，不仅会使身体变得虚弱，而且会减少乳汁的分泌。

　　因此，这一阶段仍要注意营养的吸收和食物的搭配，保证身体必需的热量，即每天保证摄入11715.2千焦的热量。

11. 补充足量的蛋白质

　　月子里要比平时多摄入一些蛋白质，可从动物性食品中摄取，如鸡蛋、肉类、鱼类等，这些食物可提供优质蛋白质，豆类食品及其制品也能提供质量较好的植物蛋白质和钙，应充分利用。新妈妈每天摄入的蛋白质应保证有1/3以上来自动物性食品，其余蛋白质可从豆类食品中摄取。

　　主食力求丰富。新妈妈膳食中的主食不能单一，更不能只吃精米、白面，应该粗细粮搭配，并适当调配些杂粮，如燕麦、小米、红豆、绿豆等。这样做可保证各种营养素的供给，使蛋白质起到互补作用，提高蛋白质的营养价值。

　　蛋白质摄取量要足够，但也不可过量，不然会加重肝肾负担，还易造成肥胖，反而对身体不利，每天摄入100克左右的蛋白质就可以了。

12. 增加维生素的摄入

新妈妈为了能早日恢复美丽，在平日里不妨多摄入有利于皮肤的维生素吧！

维生素B_1，美容的维生素

维生素B_1，也被称作"美容的维生素"，人体若缺乏维生素B_1，将影响皮肤毛细血管的机能，使皮肤对阳光产生过敏，情绪较为焦躁，易发生便秘等现象，这些因素都是间接影响美容的大敌。

维生素B_1的食物来源主要为葵花子仁、花生、大豆粉、瘦猪肉；其次是粗粮、小麦粉、玉米、小米、大米等谷类食物；发酵生产的酵母制品中含有丰富的B族维生素；在动物内脏如猪肾、猪心、猪肝，蛋类如鸡蛋、鸭蛋，绿叶菜如芹菜叶、莴笋叶中，维生素B_1的含量也较高。

维生素C，多C多漂亮

维生素C与美容有着密切的关系。新妈妈分娩后容易长黑斑、雀斑，为了防患于未然，应多吃些维生素C含量丰富的食品。如等到脸上长出雀斑、黑斑时才开始吃，总有为时已晚的遗憾。

有人说："早晨吃水果是金。"活动肌肉产生热量时，会快速地消耗大量维生素C，而在身体中几乎不能储存多少，故每天都应该摄食含有维生素C的食物，以供身体活动和美容才好。

富含维生素C的鲜果有猕猴桃、枣类、柚、橙、草莓、柿子、番石榴、山楂、荔枝、龙眼、芒果、无花果、菠萝、苹果、葡萄。蔬菜中的雪菜、苋菜、青蒜、蒜苗、香椿、花椰菜、苦瓜、辣椒、甜椒、酸芥菜等也是维生素C含量较多的食物。

13. 喝汤吃肉同时进补

新妈妈产后应适当多喝些鸡汤、鱼汤、排骨汤、豆腐汤等，这些食物有利于泌乳。同时也要适量吃肉，将汤和肉中的营养一块吸收，使营养更加丰盛。应注意的是，高脂肪的浓汤容易产生油腻感，影响食欲，并会导致产后发胖，还容易引起宝宝腹泻，因此新妈妈不宜多饮浓汤。

14. 健脑食物很关键

新生儿从出生到 1周岁期间，母乳是他们的主要食物和营养来源，同时这一阶段又是新生儿大脑发育的关键时期，因此为新生儿提供高质量的母乳是非常重要的。新妈妈需要添加一定量的健脑食品，以保证为新生儿大脑发育提供充足的营养。

有许多食品都具有健脑益智功能，如动物的脑、肝、血；鱼虾、鸡蛋、牛奶；豆芽、豆腐等豆类及各类豆制品；芝麻、核桃、松仁；胡萝卜、菠菜、金针菇、黄花菜等。

15. 产后第4周营养月子餐

干贝滑鸡粥

营养分析：滋阴补肾、和胃调中。

食材：

鸡肉100克，干贝20克，生菜10克，大米适量。

做法：

1.干贝泡发之后，手撕成丝，备用，鸡肉切成丝备用。

2.将鸡肉丝与干贝丝放入锅中加米熬粥，煲熟之后加入几片生菜即可。

温馨提示：

为了避免粥米粘锅烧糊，要注意搅动，搅动可使粥"出稠"。

百合桃仁炒鸡丁

营养分析：安神，补血，通便。

食材：

鸡肉100克，百合10克，核桃仁30克，彩椒20克，葱、姜、料酒、生粉、油、盐各适量。

做法：

1.彩椒洗净去籽切斜片，百合洗净摘开，葱切末，姜切片。

2.鸡肉洗净切丁，加料酒、生粉腌制；油锅中倒入核桃仁，小火炒香盛碗。

3.油锅中放葱姜爆香，放鸡丁爆炒至变色，加百合、核桃仁、彩椒一同翻炒，加盐调味即可。

温馨提示：

1.核桃仁要用小火慢慢炸香，火大了核桃仁容易炸糊。

2.鸡丁翻炒至变色，再与其他配菜混合，才能保证鸡肉口感鲜嫩。

清蒸龙利鱼卷

营养分析：防治心脑血管病，增强记忆。

食材：

龙利鱼柳200克，生姜、小葱各少许。

做法：

1.龙利鱼切成薄片，卷起来，用牙签一片片串好。

2.先将作料生姜、小葱炒好，放到摆好盘的龙利鱼卷上，入锅蒸15分钟，即可。

温馨提示：

1.龙利鱼非常鲜嫩，容易熟，蒸煮时间不宜过长。

2.龙利鱼基本没有鱼腥味，不用放料酒，加生姜、葱是为了提味。

党参桂圆乌鸡汤

营养分析：安神补血，镇静神经。

食材：

乌鸡150克，党参20克，桂圆5克，盐少许。

做法：

1.乌鸡切块后焯水。

2.所有材料放入锅内，加足水，隔水炖2小时，加盐即可。

温馨提示：

1.应选择全身皮肤及肌肉、内脏均为黑色的乌鸡。

2.鸡肉含水量高，加盐不宜太早，否则肉会变硬。

黑木耳鸡丝粥

食材：
黑木耳20克，鸡肉50克，胡萝卜20克，大米50克，葱、姜、精盐、麻油、味精、胡椒粉各少许。

做法：
1.将黑木耳用温水泡透，捞出择净，再加入精盐拌匀，切成细丝；胡萝卜洗净切丝；鸡肉洗净、切丝；大米淘洗干净备用。
2.坐锅点火，加入麻油烧至五成热，先下入胡萝卜丝、木耳丝、鸡丝、葱花、姜末炒匀，再放入精盐、味精炒至入味，盛出待用。
3.锅上火，加入适量清水，先下入大米大火烧沸，再转小火熬煮至粥将成，然后放入炒好的木耳丝、胡萝卜丝，再撒入胡椒粉煮匀，即可盛出食用。

营养分析： 益气，壮筋骨，强身健体。

西红柿炖牛腩

营养分析： 调节病后体虚，强筋壮骨。

食材：
牛腩150克，西红柿50克，葱、姜、料酒、番茄酱、糖、盐、鸡精、香菜各少许。

做法：
1.将牛腩洗净，然后在锅中放入葱段、姜片、少许料酒，上火炖，开锅之后炖20分钟。
2.炖好之后将汤水倒出放好，备做牛肉汤用。
3.然后用葱爆锅，放入西红柿块、番茄酱、少许糖，一起翻炒。
4.酱汁炒好之后，放入牛腩翻炒，然后倒入牛肉汤，炖煮。
5.30分钟后，放入盐、鸡精、香菜，调味之后就可出锅了。

温馨提示：
1.最好选择比较沙的西红柿，将里面的白色部分去掉，煮出来的西红柿口感更好。
2.加入番茄酱，口感会更好，颜色也更漂亮。

第六章

产后妈妈的第五周

应该如何调养

新妈妈在经历了产后前4周的恢复和调养,身体的各项机能已经慢慢恢复,产后第5周新妈妈的恶露基本消失,腹部进一步收缩,体形逐渐恢复;但此阶段仍不能掉以轻心,依旧要多注意产后的伤口护理、身体症状以及日常饮食调养。

1. 产后怎样护理肌肤

许多新妈妈在分娩过后，因为激素的影响，肌肤较孕前有明显的变化。最常见的是肌肤变得干燥粗糙、皮肤色泽黯淡、肤质不再适合化妆，以及产生黑斑、雀斑等。在这种情况下，千万不可灰心，也不要因为忙于照顾宝宝和家务而放弃产前一直进行的护肤工作，要积极地进行复原和保养，早日重拾自信、美丽的自我。

清洁。洗脸是维持肌肤美丽的第一步。若只是用清水清洗，是无法把肌肤中老化的皮脂、汗水、污垢或残妆清洗干净的，如让它们残留在脸上，会使肌肤失去透明感，因此要彻底清洗脸部。卸妆后，要用性质温和的洗面奶洗脸，取适量在掌心上，以水揉出泡沫后在脸上来回打圈按揉，然后用水冲洗。

润肤。分娩后，新妈妈肌肤会缺乏水分。为了使肌肤恢复活力及弹性，必须补充水分和油分，维持肌肤的湿润平衡，这样才能使肌肤有光泽且富有弹性，并且防止肌肤松弛、老化。以化妆水补充润泽，是每天保养的第二步。倒适量的化妆水在化妆棉上，先搽拭在脸颊部、唇部及眼睛周围较干的部位，然后仔细搽在容易出油的鼻子及四周、额头。

调理。补充的水分、油分会因干燥的空气、室内的冷气、日间的紫外线或在晚间睡眠时蒸发，因此需用乳液或晚霜来保持肌肤的润泽，这是每天基本保养的第三步。把乳液或晚霜轻拭在脸上，特别干燥的部位可重复使用。

2. 坚持凯格尔训练

进行凯格尔训练，首先要找到耻骨尾骨肌。耻骨尾骨肌在双腿之间，当你收缩阴道时就可以感受到这两块肌肉的存在。在确定肌肉的位置之后，便可以开始进行练习了。

新妈妈仰卧在床上，将一个手指轻轻插入阴道，尽量将身体放松，然后主动收缩肌肉夹紧手指，在收缩肌肉时吸气，你能够感到肌肉对手指的包裹力量；当放松肌肉时，呼气。重复以上动作10次，每次肌肉持续收缩3秒，然后放松3秒。等到熟练后，可以不需要借助手指来练习放松和收缩肌肉。坚持下来，你会收到意想不到的效果。

3. 哺乳期要坚持避孕

刚刚分娩的女性，在哺乳期月经尚未恢复时进行性生活，如果不采取避孕措施，也容易受孕。哺乳确实能使某些女性的卵巢和子宫功能受到抑制，从而停止排卵和行经。但是，这种作用并非是永恒不变的，一段时间后就会恢复排卵和月经周期。有不少新妈妈在月经恢复以前就已排卵了，在哺乳期不知不觉怀孕的现象被人们称为"暗怀"。

通常情况下，产后1个月，新妈妈如果不喂奶，卵巢的排卵功能就会开始恢复。即使是哺乳的女性，产后3个月内也会恢复排卵。月经一般在排卵后半个月出现，在这期间如果不采取避孕措施，就有可能怀孕。因此，不能以月经来潮与否来决定是否避孕。

一般来说，自然分娩的妈妈在产后5~6周可根据身体恢复情况适当进行性生活，但一旦恢复性生活，一定要做好避孕措施。如果在此时不小心再次怀孕，不仅会使乳汁分泌减少，使婴儿的生长发育受到影响，而且对新妈妈尚未完全康复的身体也是一次冲击，对新妈妈的身心均会造成伤害。

特别注意的是，哺乳妈妈不要抱有侥幸心理，一定要坚持避孕。

4. 新妈妈如何恢复窈窕身段

产后的新妈妈要想重新找回好身材，就得从生活的点滴做起。

对比孕前适当调整

怀孕的时候由于腹部肌肉变弱，孕妈妈的骨盆会因为向前倾而引发背痛以及肩胛骨与背部下方肌肉的疼痛。而产后，随着新妈妈营养和运动量的增加，这种状况都能逐渐改变。新妈妈要根据自己怀孕前的正常姿势，再对比怀孕期间所造成的非正常姿势，确定哪些姿势是需要调整的。

有些新妈妈经过一段时间的调养和锻炼，别的地方都瘦下来了，唯独小肚子依然"久攻不下"。仔细观察就会发现，这主要与新妈妈抱宝宝的姿势有关。怀孕中后期的时候，胎儿的重量把新妈妈向前牵拉，这时必须微微向后靠来保持平衡。而分娩之后，有些妈妈还是习惯性后靠，尤其是抱宝宝的时候，不知不觉保持往后靠的姿势，在这种情况下，小肚子当然越来越突出了。因此，妈妈抱宝宝时，要尽量调整自己的姿势，不要往后靠。

注意保持正确的姿势

如果新妈妈不加以注意，身材变形问题会日趋严重，最终成为定式。为了恢复美好的体态，在生活中要注意保持以下正确的姿势：

* 站立的时候，将体重均匀地分配在双脚上，维持膝盖的柔软度，使它们不会因站直而僵硬。
* 收缩腹部，并将臀部向内与向下收缩，有助于矫正骨盆的姿势；将肩膀往下并向后压，同时伸长脖子和背部，收缩下巴。

良好的姿势意味着身体各部分的平衡，所以要特别注意。需要提醒的是：一个人的姿势虽然主要受反射神经控制，但也会受到疲劳、肌肉的衰弱与心情的影响，所以产后要保持良好的心情，注意休息，使身体尽快恢复。

5. 产后全身关节疼痛是怎么回事

　　因为没请到阿姨，产后3天，希希就不得不半夜起来给宝宝喂奶了。喂完了奶，又起身给孩子把尿。恰值冬天，一不小心被冷风吹到。就因为这样，希希得了"月子病"，全身关节酸疼，困疼，伴有麻木感，浑身还怕冷、怕风，出虚汗，有时手不能握，整个胳膊用不上力，从肩膀到肘，再到腕、膝盖、脚踝都是如此，半年过去了还没见好。遇到天冷、有风，就有凉风钻到骨头里的感觉，即使在暑热天气，也必须戴护膝、护腕等才能感觉舒适。这让希希烦恼不已。

　　中医认为，产后妈妈曾经筋骨大开，身体很虚弱，加上又要照顾宝宝，过度劳累，导致风寒湿邪乘虚而入，并滞留在皮肤、经络、关节等处，阻碍了气血的运行，是出现产后关节疼痛的主要病因。

　　艾灸善于温通经脉；穴位贴敷能通经活络；中药包热敷可辛温散寒。这些简单有效的方法是产后妈妈扫除关节疼痛的有力武器。

灸疗法

选穴汇总：
手三里穴　小海穴　手五里穴　内关穴

❀ 缓解肘关节疼痛1

产后妈妈气血运行不畅，导致经脉闭阻，引起关节疼痛。艾灸善于温通经脉，最适合治疗因风寒湿邪引起的关节痹症。

简单找穴法

手三里穴：在前臂背面外侧，肘横纹曲池穴下三指处。有舒筋活络、活血祛瘀的作用。

小海穴：伸臂屈肘向头，上臂与前臂约成90°，另外一只手轻握肘尖，大拇指指腹所在的两骨之间即是该穴位。本穴为小肠经气血的汇合之处，配手三里治肘臂疼痛。

手五里穴：在曲池上四指处取穴。属于手阳明大肠经，可疏经通络。多用于治疗肘臂挛痛。

内关穴：在腕关节横纹上约三指宽处，前臂正中两筋之间的凹陷处。具有祛风除湿、通络止痛的功效。

❀ 缓解肘关节疼痛2

艾灸器材：艾条

最佳体位：坐位

步骤

产后妈妈取站位或坐位。将灸条的一端点燃，正对曲池穴，与穴位局部皮肤成90°，距皮肤2~3厘米。每次5~10分钟。

注意事项

①灸后半小时不要用冷水洗手或洗澡。

②灸后多喝温开水。

③过饥过饱都不适合灸。

❀ 缓解肘关节疼痛3

艾灸器材：火龙灸器、艾炷

最佳体位：坐位

步骤

产后妈妈取坐位。将艾炷插入仪器中点燃，然后盖上盖子，正对曲池穴，贴于穴位上。每次10~20分钟。

❀ 缓解肘关节疼痛4

艾灸器材： 艾条

最佳体位： 坐位

步骤

产后妈妈取坐位。将艾条的一端点燃，正对手三里穴，与穴位局部皮肤成90°，距皮肤2~3厘米。每次10~20分钟。

注意事项

①艾灸时，热度以能耐受的最大热感为佳。

②对于体虚、局部知觉迟钝的妈妈，操作时可将中、食两指分开，置于施灸部位的两侧，这样可以通过手指的感觉来测知穴位局部的受热程度，以便随时调节施灸的距离，防止烫伤。

❀ 缓解肘关节疼痛5

艾灸器材： 火龙灸器、艾炷

最佳体位： 坐位

步骤

产后妈妈取坐位。将艾炷插入仪器中点燃，然后盖上盖子，正对手三里穴，贴于穴位上。每次10~20分钟。

❀ 缓解肘关节疼痛6

艾灸器材： 艾条

最佳体位： 坐位

步骤

将艾条的一端点燃，正对手五里穴，与穴位局部皮肤成90°，距皮肤2~3厘米。每次10~20分钟。

注意事项

①艾灸时，热度以能耐受的最大热感为佳。

②对于体虚、局部知觉迟钝的妈妈，操作时可将中、食两指分开，置于施灸部位的两侧，这样可以通过手指的感觉来测知穴位局部的受热程度，以便随时调节施灸的距离，防止烫伤。

❀ 缓解肘关节疼痛7

艾灸器材： 火龙灸器、艾炷

最佳体位： 坐位

步骤

产后妈妈取坐位。将艾炷条插入仪器中点燃，然后盖上盖子，正对手五里穴，贴于穴位上。每次10~20分钟。

✿ 缓解肘关节疼痛8

艾灸器材： 艾条

最佳体位： 坐位

步骤

产后妈妈取坐位。将艾条的一端点燃，正对内关穴，与穴位局部皮肤成90°，距皮肤2~3厘米。每次10~20分钟。

注意事项

①艾灸时，热度以能耐受的最大热感为佳。

②对于体虚、局部知觉迟钝的妈妈，操作时可将中、食两指分开，置于施灸部位的两侧，这样可以通过手指的感觉来测知穴位局部的受热程度，以便随时调节施灸的距离，防止烫伤。

灸疗法

选穴汇总：
阳溪穴　阳池穴　内关穴

✿ 缓解腕关节疼痛1

　　疲劳、受寒、受凉等，都会使寒气瘀积，慢慢就侵入到关节里，致使腕关节疼痛。一旦腕关节疼起来，可能连拿筷子都会感觉费力。为了少受这种苦，妈妈们可以按照下面的方法做做艾灸，把关节里的寒气湿气都逼出来，这样疼痛就能得到有效的缓解了。

简单找穴法

阳溪穴：在手腕桡侧，拇指上翘，当两筋（拇长伸肌腱与拇短伸肌腱）之间，腕关节桡侧处取穴。所谓阳溪，就是阳气溪流的意思。具有通经活络的功效。

阳池穴：手背腕横纹正中央稍微靠近小指处，第 3、4 掌骨间直上与腕横纹交点的凹陷处即是。阳池穴的位置正好在手背间骨的集合部位，可以恢复三焦经的功能，将热能传达到全身，可迅速畅通血液循环。

内关穴：在腕关节横纹上约三指宽处，前臂正中两筋之间的凹陷处。具有祛风除湿，通络止痛的功效。

❀ 缓解腕关节疼痛2

艾灸器材：艾条

最佳体位：坐位

步骤

产后妈妈取坐位。将艾条的一端点燃，正对阳溪穴，与穴位局部皮肤成90°，距皮肤2~3厘米。每次10~20分钟。

注意事项

①艾灸时，热度以能耐受的最大热感为佳。

②对于体虚、局部知觉迟钝的妈妈，操作时可将中、食两指分开，置于施灸部位的两侧，这样可以通过手指的感觉来测知穴位局部的受热程度，以便随时调节施灸的距离，防止烫伤。

❀ 缓解腕关节疼痛3

艾灸器材：火龙灸器、艾炷

最佳体位：坐位

步骤

产后妈妈取坐位。将艾炷插入仪器中点燃，然后盖上盖子，正对阳溪穴，贴于穴位上。每次10~20分钟。

❀ 缓解腕关节疼痛4

艾灸器材： 艾条

最佳体位： 坐位

步骤

产后妈妈取坐位。将艾条的一端点燃，正对阳池穴，与穴位局部皮肤成90°，距皮肤2~3厘米。每次10~20分钟。

注意事项

①艾灸时，热度以能耐受的最大热感为佳。

②对于体虚、局部知觉迟钝的妈妈，操作时可将中、食两指分开，置于施灸部位的两侧，这样可以通过手指的感觉来测知穴位局部的受热程度，以便随时调节施灸的距离，防止烫伤。

❀ 缓解腕关节疼痛5

艾灸器材： 火龙灸器、艾炷

最佳体位： 坐位

步骤

产后妈妈取坐位。将艾炷插入仪器中点燃，然后盖上盖子，正对阳池穴，贴于穴位上。每次10~20分钟。

❀ 缓解腕关节疼痛6

艾灸器材： 艾条

最佳体位： 坐位

步骤

产后妈妈取坐位。将艾条的一端点燃，正对内关穴，与穴位局部皮肤成90°，距皮肤2~3厘米。每次10~20分钟。

注意事项

①艾灸时，热度以能耐受的最大热感为佳。

②对于体虚、局部知觉迟钝的妈妈，操作时可将中、食两指分开，置于施灸部位的两侧，这样可以通过手指的感觉来测知穴位局部的受热程度，以便随时调节施灸的距离，防止烫伤。

（灸疗法

选穴汇总：
内膝眼穴　外膝眼穴　血海穴　足三里穴

❀ 缓解膝关节疼痛1

　　产后妈妈自己手拿艾条在膝关节周围找内膝眼、外膝眼、血海、阴陵泉、足三里等穴来艾灸。如果有热感或微热感并能顺着经络感传，向四周扩散，这是气至而有效。气顺了，痛的地方通了，疼痛也就减轻了。

简单找穴法

足三里穴： 在膝部的正下方，当膝关节弯曲成直角时，膝盖骨下方凹陷处下四指即是。<u>能益气养阴，托毒外出。</u>

外膝眼穴： 屈膝，在膝盖外侧，膝盖骨外侧凹陷处。<u>活血通络，疏利关节。</u>

内膝眼穴： 屈膝，在膝盖内侧，膝盖骨内侧凹陷处。<u>可疏通经络气血，使营卫调和而风寒湿热等邪无所依附，痹痛遂解。</u>

血海穴： 伸直大腿时，膝盖内侧会出现一个凹陷，该处往大腿方向三指处即是。<u>此穴可以祛风清热、舒筋活血，与阳陵泉穴同灸对治疗膝关节效果更好。</u>

❋ 缓解膝关节疼痛2

艾灸器材： 艾条

最佳体位： 坐位

步骤

产后妈妈取坐位。将艾条的一端点燃，正对内膝眼穴，与穴位局部皮肤成90°，距皮肤2~3厘米。每次10~20分钟。

注意事项

①艾灸时，热度以能耐受的最大热感为佳。

②对于体虚、局部知觉迟钝的妈妈，操作时可将中、食两指分开，置于施灸部位的两侧，这样可以通过手指的感觉来测知穴位局部的受热程度，以便随时调节施灸的距离，防止烫伤。

❋ 缓解腕关节疼痛3

艾灸器材： 火龙灸器、艾炷

最佳体位： 坐位

步骤

产后妈妈取坐位。将艾炷插入仪器中点燃，然后盖上盖子，正对内膝眼穴，贴于穴位上。每次10~20分钟。

❀ 缓解膝关节疼痛4

艾灸器材： 艾条

最佳体位： 坐位

步骤

产后妈妈取坐位。将艾条的一端点燃，正对外膝眼穴，与穴位局部皮肤成90°，距皮肤2~3厘米。每次10~20分钟。

注意事项

①艾灸时，热度以能耐受的最大热感为佳。

②对于体虚、局部知觉迟钝的妈妈，操作时可将中、食两指分开，置于施灸部位的两侧，这样可以通过手指的感觉来测知穴位局部的受热程度，以便随时调节施灸的距离，防止烫伤。

❀ 缓解腕关节疼痛5

艾灸器材： 火龙灸器、艾炷

最佳体位： 坐位

步骤

产后妈妈取坐位。将艾炷插入仪器中点燃，然后盖上盖子，正对外膝眼穴，贴于穴位上。每次10~20分钟。

✿ 缓解膝关节疼痛6

艾灸器材：艾条

最佳体位：坐位

步骤

产后妈妈取坐位。将艾条的一端点燃，正对血海穴，与穴位局部皮肤成90°，距皮肤2~3厘米。每次10~20分钟。

注意事项

①艾灸时，热度以能耐受的最大热感为佳。

②对于体虚、局部知觉迟钝的妈妈，操作时可将中、食两指分开，置于施灸部位的两侧，这样可以通过手指的感觉来测知穴位局部的受热程度，以便随时调节施灸的距离，防止烫伤。

✿ 缓解腕关节疼痛7

艾灸器材：火龙灸器、艾炷

最佳体位：坐位

步骤

产后妈妈取坐位。将艾炷插入仪器中点燃，然后盖上盖子，正对血海穴，贴于穴位上。每次10~20分钟。

❀ 缓解膝关节疼痛8

艾灸器材： 艾条

最佳体位： 坐位

步骤

产后妈妈取坐位。将艾条的一端点燃，正对足三里穴，与穴位局部皮肤成90°，距皮肤2~3厘米。每次10~20分钟。

注意事项

①艾灸时，热度以能耐受的最大热感为佳。

②对于体虚、局部知觉迟钝的妈妈，操作时可将中、食两指分开，置于施灸部位的两侧，这样可以通过手指的感觉来测知穴位局部的受热程度，以便随时调节施灸的距离，防止烫伤。

❀ 缓解腕关节疼痛9

艾灸器材： 火龙灸器、艾炷

最佳体位： 坐位

步骤

产后妈妈取坐位。将艾炷插入仪器中点燃，然后盖上盖子，正对足三里穴，贴于穴位上。每次10~20分钟。

灸疗法

选穴汇总：
丘墟穴　昆仑穴　太溪穴　解溪穴

❀ 缓解踝关节疼痛1

通过艾灸的燃烧产生的热力、药效加速踝关节局部血液循环，疏通经络，达到对部位疼痛的缓解。

简单找穴法

丘墟穴：沿着外踝前缘和下缘各做一条直线，两条直线交会的凹陷处即是。<u>有疏通经络、散除局部气息壅滞的功效。</u>

昆仑穴：脚跟正后方凹陷处即是。<u>刺激作用于该穴位，能激发经气运行，以达到宣通气血、调整阴阳、扶正祛邪的目的。</u>

太溪穴：足内踝后方凹陷处。<u>太溪穴是肾经的原穴，也就是肾脏的元气居住的地方，经常刺激，具有滋阴补肾、通调三焦的作用。</u>

解溪穴：在足背与小腿交界处的横纹中央凹陷中，当拇长伸肌腱与趾长伸肌腱之间。<u>通经活络，疏风散寒。</u>

❀ 缓解踝关节疼痛2

艾灸器材： 艾条

最佳体位： 坐位

步骤

产后妈妈取坐位。将艾条的一端点燃，正对丘墟穴，与穴位局部皮肤成90°，距皮肤2~3厘米。每次10~20分钟。

注意事项

①艾灸时，热度以能耐受的最大热感为佳。

②对于体虚、局部知觉迟钝的妈妈，操作时可将中、食两指分开，置于施灸部位的两侧，这样可以通过手指的感觉来测知穴位局部的受热程度，以便随时调节施灸的距离，防止烫伤。

❀ 缓解踝关节疼痛3

艾灸器材： 火龙灸器、艾炷

最佳体位： 坐位

步骤

产后妈妈取坐位。将艾炷插入仪器中点燃，然后盖上盖子，正对丘墟穴，贴于穴位上。每次10~20分钟。

❀ 缓解踝关节疼痛4

艾灸器材： 艾条

最佳体位： 坐位

步骤

产后妈妈取坐位。将艾条的一端点燃，正对昆仑穴，与穴位局部皮肤成90°，距皮肤2~3厘米。每次10~20分钟。

注意事项

①艾灸时，热度以能耐受的最大热感为佳。

②对于体虚、局部知觉迟钝的妈妈，操作时可将中、食两指分开，置于施灸部位的两侧，这样可以通过手指的感觉来测知穴位局部的受热程度，以便随时调节施灸的距离，防止烫伤。

❀ 缓解踝关节疼痛5

艾灸器材： 火龙灸器、艾炷

最佳体位： 坐位

步骤

产后妈妈取坐位。将艾炷插入仪器中点燃，然后盖上盖子，正对昆仑穴，贴于穴位上。每次10~20分钟。

✿ 缓解踝关节疼痛6

艾灸器材： 艾条

最佳体位： 坐位

步骤

产后妈妈取坐位。将艾条的一端点燃，正对太溪穴，与穴位局部皮肤成90°，距皮肤2~3厘米。每次10~20分钟。

注意事项

①艾灸时，热度以能耐受的最大热感为佳。

②对于体虚、局部知觉迟钝的妈妈，操作时可将中、食两指分开，置于施灸部位的两侧，这样可以通过手指的感觉来测知穴位局部的受热程度，以便随时调节施灸的距离，防止烫伤。

✿ 缓解踝关节疼痛7

艾灸器材： 火龙灸器、艾炷

最佳体位： 坐位

步骤

产后妈妈取坐位。将艾炷插入仪器中点燃，然后盖上盖子，正对太溪穴，贴于穴位上。每次10~20分钟。

❀ 缓解踝关节疼痛8

艾灸器材： 艾条

最佳体位： 坐位

步骤

产后妈妈取坐位。将艾条的一端点燃，正对解溪穴，与穴位局部皮肤成90°，距皮肤2~3厘米。每次10~20分钟。

注意事项

①艾灸时，热度以能耐受的最大热感为佳。

②对于体虚、局部知觉迟钝的妈妈，操作时可将中、食两指分开，置于施灸部位的两侧，这样可以通过手指的感觉来测知穴位局部的受热程度，以便随时调节施灸的距离，防止烫伤。

❀ 缓解踝关节疼痛9

艾灸器材： 火龙灸器、艾炷

最佳体位： 坐位

步骤

产后妈妈取坐位。将艾炷插入仪器中点燃，然后盖上盖子，正对解溪穴，贴于穴位上。每次10~20分钟。

（ 刮痧法 ）

刮痧介质：
刮痧板、刮痧油

刮痧能活血通络，可以有效缓解四肢关节疼痛。妈妈们平时如果感觉到关节疼痛了，就拿起刮痧板来，哪里痛就刮哪里。不过刮的方向一定要对，要顺着气血运行的方向才会更有效果。

❀ 面刮法

最佳体位： 坐位

术前放松： 产后妈妈在疼痛的四肢关节处涂抹刮痧油，并轻轻揉按。

步骤

产后妈妈取坐位。用刮痧板在四肢关节处由上往下，刮至肌肤微红。

步骤

①力度以产后妈妈能承受的力道为限。

②要掌握手法轻重，由上而下顺刮。

③时时保持肌肤润滑，以免刮伤皮肤。

④饱食后或饥饿时不宜刮痧。

6. 阴道松弛是可以恢复的

　　宝宝的降临给家庭带来了巨大的喜悦，但在喜悦的同时，顺产的妈妈也常常为产后身材的恢复问题而感到担心。尤其是顺产的宝宝对出生时的"必经之路"——阴道的"破坏"，更是让很多新妈妈手足无措。妈妈们在生产的时候，胎儿从阴道滑出，阴道会遭到一定的破坏，容易造成阴道松弛。当阴道的自然防御功能受到破坏时，病原体易于侵入，从而又会引发阴道炎。产后阴道炎和阴道松弛等症会给产后妈妈将来的健康带来极大的威胁。

　　为了消除身体隐患，不让美满的生活蒙上难言的阴影，妈妈们在疾病来袭时可通过各种中医外治法将它降服。

灸疗法

选穴汇总：
太冲穴　中极穴　曲骨穴

　　阴道，位居肝经循行之处，故病属肝经。阴道松弛，又属气虚，所以取穴以肝经为主，方法以益气固摄为原则。灸中极、曲骨、会阴是从局部益气收摄，促进阴道皱襞弹性纤维修复，灸太冲具有疏肝理气、益气敛气的功效。

简单找穴法

太冲穴： 在足背侧，当第1跖骨间隙的后方凹陷处。疏肝理气，益气敛气。

中极穴： 位于下腹部，前正中线上，当脐中下 4寸。从局部益气收摄，促进阴道皱襞弹性纤维修复。

曲骨穴： 位于腹下部耻骨联合上缘上方凹陷处。仰卧位，在前正中线上，耻骨联合上缘的中点处。从局部益气收摄，促进阴道皱襞弹性纤维修复。

❀ 灸疗法一：悬灸

艾灸器材： 艾条

最佳体位： 坐位

步骤

产后妈妈取坐位。将艾条的一端点燃，正对太冲穴、中极穴、曲骨穴、会阴穴，与穴位局部皮肤成90°，距皮肤2~3厘米。每次10~20分钟。

注意事项

①艾灸时，热度以能耐受的最大热感为佳。

②对于体虚、局部知觉迟钝的妈妈，操作时可将中、食两指分开，置于施灸部位的两侧，这样可以通过手指的感觉来测知穴位局部的受热程度，以便随时调节施灸的距离，防止烫伤。

❀ 灸疗法二：六孔艾灸盒灸

艾灸器材： 六孔艾灸盒、六根艾条

最佳体位： 仰卧位

步骤

产后妈妈取仰卧位。将艾条点燃后分别插入艾灸盒孔中。然后将艾灸盒放在腹部上。每次盒灸1小时，每天1次。

注意事项

艾灸盒可以根据需要调整位置，一次温灸腹部诸穴。

7. 怎样防止乳房变形

　　尺寸并不是衡量胸部的唯一标准，拥有健康挺拔的胸部，才是身体曲线最大的亮点。

　　可是产后乳房松弛、变形、下垂，这些问题犹如梦魇一般，苦苦纠缠着大多数妈妈。如果你选择不管不顾，继续忽视，那么你就给自己的幸福埋下了危机的种子。它时刻在酝酿着，不经意间就会爆发，然后瞬间将你的幸福外壳给撑裂。

　　如果想要摆脱这种噩梦，就拿出行动来，开始关爱呵护胸部吧！坚持按摩、刮痧、运动，做一个随时随地都美丽自信的辣妈。

胸部变形让女人不自信

　　张小姐是跨国公司白领。她的身材火辣，胸部饱满高耸，曲线迷人。每年夏天她都会去泳池一展风姿。每当穿上比基尼，她都能赢得无数女人的羡慕和男人的青睐。结婚后，老公还偷偷地告诉她，第一次注意到她就是因为她傲人的曲线。

　　一年之后两人的爱情有了结晶，张小姐生了个漂亮的宝宝。乐极生悲，给宝宝断乳之后，张小姐竟然发现自己最骄傲的乳峰出现了下垂，如果不借助塑形胸衣，乳房就像松松垮垮的两个布袋。张小姐很怕因为这个事情影响老公对自己的感情。尽管老公表示对她会像以前一样好，但张小姐忍不住偷偷地跑到整形美容医院去咨询，医生得知她已经结婚生子后，建议她不要为了美丽再挨上一刀。

　　刚好她有个朋友认识我，听说通过中医治疗可以恢复迷人曲线，她就赶紧要了我的手机号，拨通了我的电话。

　　听张小姐抱怨完，我让她不要着急，然后给她分析了一下乳房下垂的原因。在哺乳期内，乳房内部腺体的分泌达到最高峰，产生大量乳汁，导致乳房增大、变重，悬吊和支撑乳房的弹性组织受到长时间的牵拉而向下伸长，变得松弛。哺乳期过后，这些弹性组织如果恢复得不好，就会导致乳房下垂。

　　张小姐告诉我，她的工作很忙，每天没有太多的时间锻炼。我告诉她，可以试试艾灸，通过灸疗可以刺激弹性组织恢复和增长，锻炼乳房上方的胸部肌肉。胸部肌肉发达了，就会提升乳房，矫正下垂。

　　除了艾灸，我建议她坚持游泳。游泳是一项能够辅助锻炼胸部肌肉的运动。

　　张小姐高兴地说，她一定会依照我的建议坚持实施。一个月后她给我发来短信，告诉我锻炼已经初见成效，乳房开始有点挺了，她和老公的感情也越来越好。如果张小姐持之以恒，相信过不了几个月，她的胸部又可以骄傲地"挺起来"了。

　　那么，导致产后胸部瘪下去的元凶究竟有哪些呢？主要有三大类：

　　皮肤弹性变差、过度饮食：过度饮食和运动量少必然导致体内脂肪堆积，虽然胸部看上去胀了，但大家要知道太大的胸部是最容易下垂的。加上产后胸部皮肤弹性变差，没有及时做护理的话，已经可以预见到日后胸部下垂、副乳严重的情景了。

　　有奶水却不喂奶：有的妈妈相信喂奶会让乳房下垂，因此放弃了母乳喂养的机会。但产后涨奶不可避免，多余的乳汁没得到释放，很容易造成乳腺阻塞，乳房健康堪忧！

　　选错文胸：怀孕时穿过小的文胸，很容易造成胸部外扩；产后没有及时调整文胸尺寸，穿过大的文胸，胸部没有得到足够的支撑，久而久之就下垂了。

　　所以产后妈妈要小心谨慎，不要掉入这些误区中，不然不仅丢了身材，也遗失了自信。

按摩法

按摩介质：
市售丰胸液、丰胸乳

最佳体位： 坐位、站位

术前放松： 产后妈妈把丰胸液或丰胸乳均匀柔和地涂抹在整个乳房上，并轻轻按摩。

步骤

①产后妈妈取坐位或站位。将两掌紧贴胸部外侧，用掌面由乳房的外侧均匀柔和地往下摩擦至乳房根部，再由乳根沿着乳沟往上摩擦。

②接着用右手紧贴锁骨下方的胸部肌肉，左手则放至乳房外侧。用右掌根自胸大肌正中部着力，横向推按左侧乳房至腋下，同时，左手沿着乳房外缘向内侧用力。两手同时用力进行摩擦。

注意事项：

①注意摩与移协调、连贯，流畅自然，一气呵成。

②用莲蓬头以冷热水交换刺激胸部的穴位，也能达到使胸部紧实的效果。

灸疗法

选穴汇总：
胸乡穴　乳根穴　期门穴　膻中穴

　　产后妈妈想要恢复美丽的胸形，艾灸也是补救的方法之一。艾灸有补气升阳的功效，能帮助妈妈们恢复气血，从而使乳房挺拔。

简单找穴法

胸乡穴： 在胸外侧部，当第3肋间隙，距前正中线6寸。补气升阳，提拔乳房。

乳根穴： 位于人体的胸部，当乳头直下，乳房根部，当第5肋间隙，距前正中线4寸。对乳上部的肌肉物质（脾土）有承托作用，是乳部肌肉承固的根本，有燥化脾湿的功效。

期门穴： 锁骨中点垂直向下第6肋间隙（即肋骨之间的凹陷）处，距前正中线4寸。补气以托乳。

膻中穴： 在胸部，前正中线上，平第4肋间，两乳头连线的中点。是人体的气之汇所、气之门户，理胸中之气，使气顺胸展。

❋ 灸疗法一：火龙灸

艾灸器材： 火龙灸器、艾炷

最佳体位： 仰卧位

步骤

产后妈妈取坐位。将艾炷插入仪器中点燃，然后盖上盖子，依次灸疗胸乡穴、乳根穴、期门穴、膻中穴。每次10~20分钟。

❋ 灸疗法二：悬灸

艾灸器材： 艾条

最佳体位： 坐位

步骤

产后妈妈取坐位。将艾条的一端点燃，依次灸疗胸乡穴、乳根穴、期门穴、膻中穴。灸疗时，艾条与穴位局部皮肤成90°，距皮肤2~3厘米。每次10~20分钟。

注意事项

①艾灸时，热度以能耐受的最大热感为佳。

②对于体虚、局部知觉迟钝的妈妈，操作时可将中、食两指分开，置于施灸部位的两侧，这样可以通过手指的感觉来测知穴位局部的受热程度，以便随时调节施灸的距离，防止烫伤。

▌▌▌▌▌▌▌▌▌▌▌▌▌▌▌▌▌▌▌▌▌▌▌▌▌ 食疗法 ▌▌▌▌▌▌▌▌▌▌▌▌▌▌▌▌▌▌▌▌▌▌▌▌▌

　　均衡的营养是美胸的第一步，乳房要得到充足均衡的营养，才能保持健美，避免下垂。很多食材具有一定的美胸效果，如果想要让胸部形状与弹性状态持续美观，那不妨平时多摄取下列这些食物！

♥ 胶质类食物

　　猪脚、鸡脚、动物蹄筋、海参等。这些食物有丰富的胶质，可以增加胸部胶原蛋白的补充量提升弹性，而其中的蛋白质还可以促进激素产生，帮助胸部发育。

♥ 海鲜类食物

　　蛤蜊、牡蛎、青蚵、孔雀贝等海产，这些海鲜含有丰富的锌，可以促进激素分泌，让胸部变得丰满、挺而美。

♥ 蔬果类食物

　　莴苣和山药含有丰富的植物性激素，对胸部发育有一定帮助。木瓜则是很好的丰胸圣品，尤其是青木瓜含有较多的木瓜酵素，添加肉类一起炖煮，可以帮助蛋白质消化，促进乳腺发育。

8. 产后脱发应注意饮食并保持乐观情绪

中医认为，看一个人的气血，要看他的头发。头发不听话，真的可以让人做什么事情都变得没信心了。

当发丝梳出性感的弧度，便能摇曳出一面动人的风姿。如果发丝纠缠成一团乱麻，也许我们的烦恼就不止三千了。

很多产后妈妈反应，产后脱发现象严重，每次洗头发都不敢用力洗。

怀孕时孕妇体内雌激素量增多，使妊娠期的头发成为一生中最好的时期。这些头发寿命长，在"超期服役"。一旦孩子降临人间，体内雌激素含量开始减少，体内性激素的比例恢复到怀孕前的正常平衡状态。因雌激素的"降低"，使那些"超期服役"的头发纷纷退役；与此同时，新的秀发又不能一下子生长出来。

这种短期内"青黄不接"的情况，就形成脱发。

精神因素与头发的关系很密切。据说伍子胥过五关时，因为焦虑过度，一夜之间黑发变成了白发。有些产妇希望能生个男孩子，结果生了个女孩子，大失所望，内心不悦；再加上来自各方面的许多精神压力，种种负面情绪和沉重的心理负担会导致产妇毛发脱落。头发脱落又会成为新的精神刺激因素，如此循环不止，脱发越来越多。

营养不足：按理说，对产妇的营养供应应该是很丰富的，不会存在营养不足的问题。但是，有许多产妇怕坐了"月子"后会发胖，影响体形美，因而节食、挑食，加上哺乳期营养的需要量又比平时高，如果再遇上食欲不振、消化不良或者吸收差，使蛋白质、维生素、无机盐和微量元素缺乏，从而影响头发的正常生长与代谢而致脱发。

妊娠期反应使孕妇呕吐不断、产生厌食等会造成营养不良，进而影响头发的生长。

简易方

❤ 可选用益香当红膏或加味四君子汤。益香当红膏选用红参、阿胶、当归等制成煎膏剂；加味四君子汤选用中药人参、白术、茯苓、炙甘草、熟地等，煎汤剂服用。

❤ 用中药菊花、蔓荆子、干柏叶、川芎、桑白皮根、白芷、细辛、旱莲草等，煎水外洗。

中药方

❤ 阴血亏虚型

治疗以益气养血、生发为主。方药：当归 15 克，白芍 18 克，熟地 20 克，制首乌 18 克，阿胶 10 克（烊化），天麻 9 克，菟丝子 18 克，丹参 18 克，木瓜 9 克，羌活 5 克。每日 1 剂，分 3 次服用。中成药可用神应养真丹。

❤ 脾虚血亏型

治疗以健脾、养血、生发为主。方药：党参 12 克，黄芪 18 克，炒白术 10 克，云苓 18 克，陈皮 9 克，桂圆肉 10 克，炒枣仁 18 克，制首乌 18 克，桑葚 9 克，当归 15 克，炙甘草 9 克，大枣 5 枚。中成药可用归脾丸。

❤ 肾虚型

治疗以补肾、生发为主。方药：制首乌 20 克，菟丝子 20 克，补骨脂 10 克，枸杞 15 克，云苓 18 克，当归 15 克，山药 30 克，丹参 18 克，黑豆 10 克。中成药可用七宝美髯丹。

按摩法

用1支20毫升的维生素B₁液洒在头上，用右手五指从前额神庭穴向后梳到后发际哑门穴，共梳36次，然后用左手和右手的五指分别梳头部两侧，各梳36次；五指合拢叩打百会穴54次；两拇指分别点振两侧的翳风、翳明、风池等穴3次，每次10秒；用拇指压揉三阴交穴15秒，压拨5次，压振3次，每次10秒，用掌心劳宫穴压在脱发处或头发稀疏处，震颤5次，每次持10秒。

食疗法

将中药菟丝子、茯苓、石莲肉、黑芝麻、紫珠米等，用旺火煮开后加适量水，用微火煮成粥，加少许食盐食之。每日1~2次，可连服10~15日。此粥滋补肾阴健脾，适用于脾肾阴虚的脱发者。

中医认为，黑芝麻有润养身体和气血的作用，它能滋养经脉、滋补肝肾，适合我们长期食用。我们可以在吃面或者吃米饭的时候加上一勺，饭也会变得特别香。如果买不到黑芝麻酱，可以用黑芝麻代替。舀一勺来吃，一直嚼到非常细，再咽下去。

按照中医的说法，核桃是补肾的佳品，肾功能的强弱与头发的好坏有着最直接的联系，所以养发得从调理肾脏开始。

何首乌与酒一起泡，乌发的效果更明显。因为酒是通血脉的，头发变白跟血脉不通、经络不畅有很大的关系。酒的性质是推动气血往上走，因此能把何首乌的药性往上带，使头发能有效吸收何首乌的成分。

9. 坐月子可以吃什么水果

传统观念认为，水果属于生冷食物，吃了会导致乳汁减少、腰酸腿痛、月经不调等。事实上，现代科学早已证明新妈妈可以在月子里适当吃水果。产后，新妈妈身体虚弱，需要大量的营养物质帮助身体快速恢复。因此，坐月子期间不吃水果的陋习一定要纠正。

水果含丰富的维生素、矿物质、果胶和有机酸等成分。坐月子期间适当吃些水果，不仅可以增加食欲、预防便秘，还可以促进泌乳，从而有助养育宝宝。然而水果虽好，但不要吃得过多，以免影响其他食物的摄入，导致营养的摄入不全面。此外，新妈妈不同于常人，吃水果还要注意以下问题：

吃水果的注意事项

● 产后的最初几天，新妈妈脾胃虚弱，不要吃太多偏寒凉性的水果，如西瓜等。

● 吃水果要有规律，最好在饭后或两餐间吃些水果，这样不会增加消化道的负担。

● 避免吃凉的东西。刚从冰箱拿出来的水果，要放在室温下过一会儿再吃。

● 注意清洁，彻底清洗干净或去皮。

10. 进入补钙的最佳时间

哺乳期间的新妈妈，每天大约需要摄取1200毫克的钙，才能使分泌的乳汁中含有足够的钙，乳汁分泌量越大，钙的需求量就越大。因此，新妈妈如不补充足量的钙，会引起腰酸背痛、腿脚抽筋、牙齿松动、骨质疏松等月子病，还会导致新生儿发生佝偻病、囟门闭合延迟、乒乓头、四方头、盗汗等病症，影响其牙齿萌出、体格生长和神经系统的发育。

如何补钙？一是按照我国饮食习惯，产后每天至少喝250毫升的牛奶，也可适量饮用酸奶；二是饮食要多选用豆类或豆制品，同时多选用奶酪、海米、芝麻或芝麻酱、西蓝花等，保证每天钙的摄取量至少达到800毫克；三是由于食物中的钙含量不好确定，所以最好在医生的指导下补充钙剂；四是多去户外晒太阳，并做产后保健操，促进骨密度恢复，增加骨硬度。

11. 鸡蛋不宜多吃

有的新妈妈为了加强营养，坐月子期间常以多吃鸡蛋来滋补身体的亏损，甚至把鸡蛋当成主食来吃。吃鸡蛋并非越多越好，医学研究表明，分娩后数小时内最好不要吃鸡蛋，因为在分娩过程中体力消耗大、出汗多、体液不足、消化能力下降，若分娩后立即吃鸡蛋，会难以消化，从而增加胃肠负担。

在整个月子期间，根据对新妈妈的营养标准规定，每天需要蛋白质100克左右，因此每天吃鸡蛋2~3个就足够了。研究还表明，新妈妈或普通人每天吃10个鸡蛋与每天吃3个鸡蛋，其身体所吸收的营养是一样的，因此吃多了鸡蛋并没有好处。

同样道理，油炸食物也较难消化，并且其营养在油炸过程中已经损失很多，比其他食物营养成分要差，新妈妈不应多吃，多吃并不能给新妈妈增加营养，反而会增加肠胃负担，容易发胖。

12. 吃饭不要吃太饱

产后过量的饮食不但会让新妈妈在孕期体重增加的基础上进一步肥胖，而且对于产后的恢复并无益处。如果新妈妈是母乳喂养婴儿，奶水很多，食量可以比孕期稍增，但也要注意食量最多增加之前1/5的量；如果奶量正好够宝宝吃，食量与孕期等量便可；如果新妈妈没有奶水或不准备母乳喂养，食量和非孕期差不多就可以了。

13. 切忌过度进补

有的新妈妈为了补充营养，天天不离鸡，餐餐有鱼肉，其实这样做有很大的害处。

滋补过量容易导致肥胖。新妈妈肥胖会使体内糖和脂肪代谢失调，引发各种疾病，对健康影响极大。调查表明，肥胖的新妈妈冠心病的发生率是正常人的 2~5倍，糖尿病的发生率足足高出了5倍。

新妈妈营养太丰富，必然使奶水中的脂肪含量增多，即使宝宝胃肠能够吸收，也会使宝宝发育不均、行动不便，成为肥胖儿；若宝宝消化能力较差，不能充分吸收，就会出现腹泻，而长期慢性腹泻又会造成营养不良。

14. 产后第5周营养月子餐

三丝乌冬汤面

营养分析：降血压，促进消化，补肝明目。

🍲 食材：
乌冬面1包，胡萝卜半根，木耳100克，洋葱半个，高汤、油、盐、鸡精、生抽各适量。

⊙ 做法：
1.锅煮开水，加乌冬面煮3分钟捞出过凉水沥干。
2.胡萝卜、木耳、洋葱洗净切成丝。
3.锅内放油，倒入胡萝卜丝、木耳丝、洋葱丝翻炒至熟。
4.锅内放入高汤，加少许水煮开，下入乌冬面、盐、鸡精、生抽，稍煮后将汤、面一起倒入碗中，铺上炒好的三丝即可。

小炒田鸡腿

营养分析：补虚，大补元气，治脾虚。

🍲 食材：
田鸡腿200克，西芹50克，青红椒30克，葱、姜、蒜、蛋清、酱油、生粉、油、盐、鸡精各适量。

⊙ 做法：
1.将每只田鸡腿先斩除脚尖再直切为二，全部放在大碗内用蛋清、酱油、生粉拌匀腌泡30分钟。
2.西芹、青红椒洗净，切成斜块；葱姜蒜切成片。
3.锅热倒油，下入葱姜蒜片爆香，再放青红椒、西芹，续炒数下，放田鸡腿，加盐、鸡精，大火炒匀至熟即可。

紫菜蛋卷

食材：

鸡蛋2个，紫菜100克，葱、盐各适量。

做法：

1.紫菜洗净，葱切末；鸡蛋打入碗中，加葱花、盐搅匀。

2.开小火，平底锅中倒入适量油，将蛋液均匀倒入锅中并摊平，形成一个圆形。

3.待鸡蛋煎至两面金黄，盛碗，铺上一层紫菜，将鸡蛋饼卷起即可。

温馨提示：

1.煎蛋饼的过程中，小火即可。

2.用平底锅煎蛋更利于蛋液充分展开。

营养分析：滋阴润燥，补肾养心。

煎酿香菇

食材：

肉末100克，香菇50克，盐、胡椒粉、蚝油各适量。

做法：

1.香菇洗净、去梗、挤去水分；肉末中加盐、胡椒粉、蚝油调匀做成肉馅，并塞到香菇盖里。

2.热油锅中放酿好的香菇，用小火慢煎。

3.表面煎至金黄时，翻面续煎至熟。

温馨提示：

煎香菇的过程中，要用小火慢慢煎，以免煎焦。

营养分析：提高机体免疫功能。

红枣枸杞红豆粥

营养分析：补血，健脾止泻，利水消肿。

食材：
红豆50克，枸杞、红枣各20克，粳米100克。

做法：
1. 红豆用清水浸泡10小时，放入高压锅中，加水、粳米，盖住锅盖，煮至沸腾。
2. 锅中加入枸杞、红枣，再继续煮沸。
3. 待红豆、红枣、粳米软烂，加入红糖，溶化后即可出锅。

温馨提示：
泡好的红豆水不要轻易倒掉，可和其他食材一起煮粥。

五彩鲈鱼丁

营养分析：补五脏，和肠胃，治水气。

食材：
鲈鱼150克，豌豆20克，豆腐30克，彩椒20克，姜、葱末、盐、料酒、水淀粉各适量。

做法：
1. 鱼肉洗净切1厘米方丁，加盐、料酒、水淀粉腌渍入味；彩椒洗净切丁，豌豆洗净，豆腐切块。
2. 拿一小碗加少许清水、盐、料酒、淀粉对好汁备用。
3. 锅内烧水加豌豆、彩椒丁烫熟，再加豆腐块稍烫，最后把鱼肉飞水。
4. 锅内油烧热，葱姜末炝锅，加鱼肉及其他配料稍炒，倒入汁液，淋香油出锅。

温馨提示：
1. 鱼肉入锅后先不要搅动，稍变色再动。
2. 鱼肉上淋汁，味道会更爽口。

第七章

产后妈妈的第六周

应该如何调养

　　进入产后第 6 周，大多数妈妈的身体已经恢复到孕前正常水平了。度过这一周，妈妈们的月子生活就即将告一段落了，此时不少新妈妈有一种"终于要解放了"的感觉。不过，越到最后关头，越不能松懈，新妈妈一定要做好最后一周的身体调养工作，为整个月子期画上完美的句号。

1. 怎样缓解剖腹产伤口发痒

* 不要过早地揭刀口的痂，过早硬性揭痂会把尚停留在修复阶段的表皮细胞带走，甚至撕脱真皮组织，并刺激伤口出现刺痒。
* 如果刀口很痒，产后妈妈可以涂抹一些外用药来止痒。
* 要避免阳光照射，防止紫外线刺激，形成色素沉着。
* 要注意饮食，多吃水果、鸡蛋、瘦肉等富含维生素C、维生素E以及必需氨基酸的食物。这些食物能够促进血液循环，改善表皮代谢功能。切忌吃辣椒、葱蒜等刺激性食物。
* 要保持瘢痕处的清洁卫生，及时擦去汗液，不要用手搔抓，也不要用衣服摩擦或用水烫洗的方法止痒，以免加剧局部刺激，加重炎性反应，引起进一步瘙痒。

2. 消除剖腹产疤痕的小窍门

剖宫产手术虽然可以免除分娩的疼痛，不过，术后的瘢痕若处理不好，会成为新妈妈永久的烦恼。因此，如果你是剖宫产，不妨了解以下减少瘢痕的窍门吧！

良好的手术是预防瘢痕的第一要素。现在的剖宫产手术大多由过去的纵切改为了横切。由于横切口平行于皮肤，使用张力松弛线，所以伤口处张力很小，且愈合后不用拆线，瘢痕的发生率也就大大降低了。准妈妈在术前可与医生进行充分的沟通，诉说自己对瘢痕的顾虑，请求医生帮助和指导，使医生了解你的需求，达成默契。

保持伤口的清洁，积极预防感染。术前彻底清洗全身，预防性地应用抗生素；术后勤换药，保持伤口和周围环境清洁干爽，但不要自行换药，以免将异物遗留在伤口处，造成感染、血肿，使创面延期愈合；手术后勤换衣裤、被褥，尤其应注意天天更换清洁的内裤。

保证充分均衡的营养。新妈妈在产前或产后都要加强营养，多食瘦肉、鱼、蛋、奶以及新鲜的水果和蔬菜，以补充蛋白质、维生素和锌、铁、钙等微量元素，丰富均衡的营养能有效地促进伤口愈合。

伤口愈合后局部加压可预防瘢痕。拆线后立即用硅胶弹力绷带或弹力网套等敷料加压包扎，可有效地预防瘢痕的产生。这是因为通过持续加压可造成瘢痕局部缺氧，从而抑制瘢痕生长。

避免剧烈活动，减少局部刺激。拆线前后应该避免剧烈活动，避免身体过度伸展或侧屈；休息时，最好采取侧卧微屈体位，以减少腹壁张力。此外，还要避免摩擦和长时间日光照射伤口等慢性刺激。

积极治疗慢性疾病。营养不良、贫血、糖尿病等症不但不利于伤口愈合，还会促使瘢痕产生，所以要积极治疗这类慢性病。

适当采用蜡疗、磁疗、超短波等方法。蜡疗、磁疗、超短波等对瘢痕会有一定的预防作用。

3. 产后42天要做健康检查

很多女性都对产前检查十分重视，而常常忽视产后的检查，认为宝宝已经顺利出生，哪还需要什么检查，慢慢养着就行了。其实，产后检查是非常重要的，对妊娠期间有严重并发症者尤为重要。通过产后检查，能及时发现新妈妈产后恢复得是否良好，是否患上了某种疾病，此外还能避免患病妈妈对宝宝的健康造成影响。因此，新妈妈们切不可掉以轻心，即使分娩的过程很顺利，仍有可能会出现一些后遗症，故产后检查必不可少。

产后检查一般应安排在产后42~56天内进行，产后检查的项目主要包括以下几点：

● 总体健康检查

漫长的孕期和分娩可能会对新妈妈身体的每一个部分功能都产生不同的影响，所以整体的健康检查十分必要。其与常规体检一样，包括体重、血液测量、心跳和胸腔检查的项目。经过这些检查，医生就可以根据新妈妈的情况提供营养补充方案和产后的护理建议。

● 恶露的评估

恶露从分娩日开始算起，绝大多数会在产后6周完全消失。若6周后仍有恶露出现，可咨询医生，并根据具体情况作一个完整的评估。

● 会阴伤口愈合情况

如果新妈妈分娩时进行了外阴切开术或者因为用力过度出现撕裂的话，就要在一定的期限内检查伤口的愈合情况。大部分的伤口问题会在分娩后10天内出现。如果新妈妈发现自己的伤口有红肿、疼痛或有不正常的液体流出，要立刻咨询医生。

● 阴道变化检查

阴道恢复的速度因人而异。新妈妈的阴道如果有松弛的现象，建议做些增加阴道紧实的产后运动，如平躺在床，抬头、抬身体、抬脚及抬腿等。

● 子宫、卵巢和宫颈检查

刚分娩完的新妈妈子宫的重量大概是1千克，1周后剩下500克，再过1周只剩300克，3周后大概恢复到100克。子宫的正常重量大概只有几十克而已，到了产后第6周，子宫就会恢复到原来的大小。医生在为新妈妈做产后检查时，通常会评估子宫是否已恢复原来正常的大小、卵巢及子宫内部是否生有异常的组织等。

● 怀孕并发症的追踪

关于产后新妈妈怀孕并发症的追踪，会因并发症的不同而有所区别。一般来说，医生会对新妈妈的高血压、糖尿病、血液疾病、产后感染等病情做追踪检查。

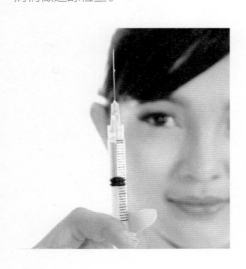

● 剖宫产伤口的检视

剖宫产是一个手术，对人体必然有大的损伤，因此剖宫产的新妈妈需更加留意自身的产后恢复，注意伤口有无疼痛和红肿。不妨到医院让医生检视一下伤口，以确定伤口的复原情况。

● 乳房检查

女性的乳房在怀孕期间和分娩之后都会经历巨大的变化，所以有必要做一下全面的检查，以确保乳房是健康的。如果新妈妈平时有任何不适，都要及时地告诉医生，以便进行综合的诊断。

● 心理健康检查

产后新妈妈的心理健康和生理健康同样重要，很多新妈妈在产后或多或少会有一些心理问题，要早发现、早治疗，以免造成产后抑郁症。千万不要小看抑郁症，这种心理疾病很容易引发自杀等严重的后果。如果新妈妈自己或家人发现新妈妈有任何异常，应该尽早咨询相关的专业人士，并作出相应的解决方法。

4. 产后不宜过早开始性生活

月子期是新妈妈身体各个器官恢复的黄金时期，尤其是生殖器官可以恢复到妊娠前的状态。

在正常情况下，子宫一般要到产后4~6周才能恢复到接近妊娠前的大小，子宫腔内胎盘附着部位的子宫内膜也需要4~6周恢复。

若是恶露尚未干净，表明子宫还没有复原，假如这时开始性生活，就会把男性生殖器和新妈妈会阴部的细菌带入阴道，引起子宫或子宫附近组织的炎症，有时还可能引起腹膜炎或败血症，严重影响新妈妈的身体健康，甚至危及生命。

如果新妈妈的会阴或阴道有裂伤，过早开始性生活，还会引起剧烈的疼痛或伤口感染，影响伤口的愈合。同时，性生活的机械刺激会使未完全恢复的盆腔脏器充血，降低对疾病的抵抗力，会引起严重的产褥感染，阴道也很容易受伤，甚至引起致命的产后大出血。

处于月子期的新妈妈必须经过仔细的产后检查，确认已恢复健康后，方能开始性生活。产后康复顺利者，月子期过后就可以恢复性生活。要特别注意的是，在还有恶露的情况下，要绝对禁止性生活。

5. 避孕，选择最适合自己的方式

新妈妈在选择避孕的同时，应该了解不同避孕工具的避孕原理和避孕方法，选择适合自己的最佳避孕手段，避免意外怀孕。

产后不久注意避孕

由于产后女性的生殖器官尚未恢复正常，子宫很软，一旦意外怀孕就不得不进行人工流产，而流产很容易发生损伤，如子宫穿孔、肠管破裂、大出血等，有时还会发生并发症甚至危及生命。

剖宫产的新妈妈子宫有伤口，如果进行人工流产术，容易发生胚胎漏吸或子宫穿孔，会给新妈妈造成不可弥补的伤害，所以剖宫产的新妈妈更应注意避孕。

选择合适的避孕方法

产后母乳喂养的新妈妈应主要采用工具避孕，也可以采取放置宫内节育器等长效的避孕方法。但需要提醒的是，哺乳妈妈要避免采用口服避孕药的方法避孕。

市面上常见的避孕药属于复方避孕药，它是由雌激素和孕激素复合而成，通过抑制排卵，改变子宫内膜环境来控制生育的方法。口服避孕药会重新调节体内激素水平，影响泌乳，对宝宝不利，所以不提倡口服避孕药避孕。

复方避孕药对新妈妈的影响：新妈妈在生产之后乳腺开始活跃，在泌乳素的刺激下，乳汁开始分泌，而泌乳素与雌激素是此消彼长的关系。当新妈妈口服了复方避孕药之后，会促使体内的雌激素水平增加，甚至引起新妈妈内分泌失调，产生乳汁分泌过少或者不分泌乳汁的情况，不利于宝宝的喂养。

避孕药对宝宝的影响：虽然避孕药是入了妈妈的口中，被妈妈的身体所吸收，但是避孕药的激素成分会随着乳汁进入到宝宝体内，宝宝吮吸了妈妈分泌的母乳，会对宝宝脆弱的肝脏和肾脏有一定的危害，如导致生殖系统和神经系统发育异常。非母乳喂养者可选用避孕药物，但应在医生指导下应用。

6. 产后腰痛别不当回事

十个产后妈妈有九个在喊"腰痛"，因此，腰痛被列为月子病之首。妈妈的骨盆和子宫可以说是帮助宝宝来到人世间的最大功臣了，它们"功高"，却也"劳苦"，特别是经过妊娠和生产，早已疲惫不堪。

为了更好地修护骨盆和子宫，并做到对症下药，妈妈们一定要尽早了解导致腰痛的各种病因。以下是总结出来的几大主要病因：

* 刚生完宝宝的妈妈，骨盆和韧带在一段时间内都是处于松弛状态的，这时的腹部肌肉根本没有力气，当然会把腰部扯痛啦。

* 产后妈妈大多身体很虚弱，气血运行也不是很畅通，加上起居不慎受到了寒湿的侵袭，所导致的经络不通，令恶露无法及时排出体内，瘀积在盆腔里，最终又导致了腰痛。

* 产后活动少，总是躺或坐在床上休养，致使体重增加，腹部赘肉增多，从而增大了腰部肌肉的负荷，这也会造成腰肌劳损。特别要提醒妈妈们的是，如果在产后过早地穿上高跟鞋，会使身体重心前移，通过反射作用而波及腰部，也会使腰部产生酸痛感。

* 产后妈妈要经常弯腰照料宝贝，如洗澡、穿衣服、换尿布、从摇篮里抱起宝贝等，或经常久站、久蹲、久坐，或束腰过紧等，都会导致腰肌劳损，从而诱发腰痛。

艾灸、贴敷、热敷等方法都有祛风、散寒、除湿的功效，能有效地解决腰痛问题，让产后妈妈无病一身轻。

灸疗法

选穴汇总：
肾腧穴　委中穴　关元穴　合谷穴

腰痛，生病的部位在腰上，病性属虚实夹杂。产后妈妈的腰痛，主要是因其分娩之后，肾脏疲惫、血脉空虚，身体尚未恢复，所以我们在治疗时，首先应当祛风、散寒、除湿；其次是补肾益精，温经通络。

简单找穴法

肾腧穴： 双手放在腰侧髂骨上，四指朝前，拇指朝后，两拇指触碰到的位置即是第4腰椎骨，往上三指处是第2腰椎骨，在第2腰椎棘突下再旁开两指的位置即是肾腧穴。益肾强腰，祛邪通络。

关元穴： 肚脐下四指处。关元是关藏着人体元气的护法真神，也就是人们常说的丹田，是人体真气、元气生发的地方。所以产后妈妈艾灸关元，可以激发肾气，补充真元。

委中穴： 膝关节后横纹中点。"腰背委中求"。委中穴是腰背部经气汇聚的地方，所以灸疗此穴，能通腰腹经脉，活腰府气血。

合谷穴： 手握拳，拇指根和食指根之间肌肉隆起的最高点。祛邪通络。

❀ 火龙灸一

艾灸器材：火龙灸器、艾炷
最佳体位：站位 、坐位
步骤

　　产后妈妈取站位或坐位。将艾炷插入仪器中点燃，然后盖上盖子，正对肾腧穴，贴于穴位上。每次10~20分钟。

❀ 火龙灸二

艾灸器材：火龙灸器、艾炷
最佳体位：站位 、坐位
步骤

　　产后妈妈取站位或坐位。将艾炷插入仪器中点燃，然后盖上盖子，正对大肠腧穴，贴于穴位上。每次10~20分钟。

❀ 关元穴灸疗法一：悬灸

艾灸器材： 艾条

最佳体位： 坐位

步骤

产后妈妈取坐位。将艾条的一端点燃，正对关元穴，与穴位局部皮肤成90°，距皮肤2~3厘米。每次10~20分钟。

注意事项

①艾灸时，热度以能耐受的最大热感为佳。

②对于体虚、局部知觉迟钝的妈妈，操作时可将中、食两指分开，置于施灸部位的两侧，这样可以通过手指的感觉来测知穴位局部的受热程度，以便随时调节施灸的距离，防止烫伤。

❀ 关元穴灸疗法二：六孔艾灸盒灸

艾灸器材： 六孔艾灸盒、六根艾条

最佳体位： 仰卧位

步骤

产后妈妈取仰卧位。将艾条点燃后分别插入艾灸盒孔中。将艾灸盒放在关元穴对应的腹部上。每次盒灸1小时，每天1次。

注意事项

①需注意的是，艾灸过程中，灸盒会变烫，届时可用毛巾裹着艾灸盒。

②艾灸结束后，艾条的熄灭一定要彻底。

❀ 合谷穴灸疗法一：梅花悬灸棒灸

艾灸器材： 梅花悬灸棒

最佳体位： 坐位、站位

步骤

产后妈妈取站位或坐位。将梅花悬灸棒的一端点燃，正对合谷穴，与穴位局部皮肤成90°，距皮肤2~3厘米。每次5~10分钟。

注意事项

①灸后半小时不要用冷水洗手或洗澡。

②灸后多喝温开水。

③过饥过饱都不适合灸。

7. 小妙招缓解产后酸痛

产后妈妈筋骨大开，血脉流散，以致气息过于薄弱，使运行在经络间的血液遭受阻滞，并且多日不散，导致肌肉缺失濡养，出现浑身无力、肌肉酸痛等问题。而后通过筋脉的牵引，会出现骨节不利、腰背不能转侧、手脚活动不便、身体发热和头痛等症。通过穴位贴敷来益气养血，用艾灸来祛热散寒，用熏蒸来放松全身，在不知不觉中，产后妈妈的疼痛感就会消失得无影无踪了。

> **灸疗法** **选穴汇总：**
> 肝腧穴　脾腧穴　关元穴　气海穴　天枢穴　足三里穴　血海穴

找准穴位，艾灸腹部、腰部、腿部等部位的特效穴位，可以有效地把体内瘀积的寒气、暑气驱赶出来。

简单找穴法

肝腧穴：背部两肩胛骨连线的中点是第7胸椎棘突下的至阳穴，往下数两个突起下旁开两指处即是肝腧穴。

脾腧穴：肝腧穴下四指。补益脾胃，益气养血。

关元穴：肚脐下四指处。大补真元，温阳化气。

气海穴：脐下两指处。大补真元，温阳化气。

天枢穴：肚脐旁开三指。调理三焦气机，以推动气血运行，助阳化气。

足三里穴：在膝部的正下方，当膝关节弯曲成直角时，膝盖骨下方凹陷处下四指即是。补益脾胃，益气养血。

血海穴：伸直大腿时，膝盖内侧会出现一个凹陷，该处往大腿方向三指处即是。血海穴的功效是养血活血、益气健脾。

❀ 肝腧穴灸疗法：他人悬灸

艾灸器材： 艾条

最佳体位： 俯卧位

步骤

产后妈妈取俯卧位。施灸者将艾条的一端点燃，正对肝腧穴，与穴位局部皮肤成90°，距皮肤2～3厘米，热度以能耐受的最大热感为佳。每次10～20分钟。

❀ 脾腧穴灸疗法：他人悬灸

艾灸器材： 艾条

最佳体位： 俯卧位

步骤

产后妈妈取俯卧位。施灸者将艾条的一端点燃，正对脾腧穴，与穴位局部皮肤成90°，距皮肤2～3厘米。每次10～20分钟。

❋ 关元穴灸疗法：悬灸

艾灸器材： 艾条

最佳体位： 坐位

步骤

产后妈妈取坐位。将艾条的一端点燃，正对关元穴，与穴位局部皮肤成90°，距皮肤2~3厘米。每次10~20分钟。

注意事项

①艾灸时，热度以能耐受的最大热感为佳。

②对于体虚、局部知觉迟钝的妈妈，操作时可将中、食两指分开，置于施灸部位的两侧，这样可以通过手指的感觉来测知穴位局部的受热程度，以便随时调节施灸的距离，防止烫伤。

❋ 气海穴灸疗法：悬灸

艾灸器材： 艾条

最佳体位： 站位、坐位

步骤

产后妈妈取站位或坐位。将艾条的一端点燃，正对气海穴，与穴位局部皮肤成90°，距皮肤2~3厘米。每次10~20分钟。

注意事项

艾灸时，热度以能耐受的最大热感为佳。

②对于体虚、局部知觉迟钝的妈妈，操作时可将中、食两指分开，置于施灸部位的两侧，这样可以通过手指的感觉来测知穴位局部的受热程度，以便随时调节施灸的距离，防止烫伤。

✿ 天枢穴灸疗法：悬灸

艾灸器材： 艾条

最佳体位： 坐位

步骤

产后妈妈取坐位。将艾条的一端点燃，正对天枢穴，与穴位局部皮肤成90°，距皮肤2~3厘米。每次10~20分钟。

注意事项

①艾灸时，热度以能耐受的最大热感为佳。

②对于体虚、局部知觉迟钝的妈妈，操作时可将中、食两指分开，置于施灸部位的两侧，这样可以通过手指的感觉来测知穴位局部的受热程度，以便随时调节施灸的距离，防止烫伤。

✿ 足三里穴灸疗法：悬灸

艾灸器材： 艾条

最佳体位： 坐位

步骤

产后妈妈取坐位。将艾条的一端点燃，正对足三里穴，与穴位局部皮肤成90°，距皮肤2~3厘米。每次10~20分钟。

注意事项

艾灸时，热度以能耐受的最大热感为佳。

②对于体虚、局部知觉迟钝的妈妈，操作时可将中、食两指分开，置于施灸部位的两侧，这样可以通过手指的感觉来测知穴位局部的受热程度，以便随时调节施灸的距离，防止烫伤。

❀ 血海穴灸疗法：悬灸

艾灸器材： 艾条

最佳体位： 坐位

步骤

产后妈妈取坐位。将艾条的一端点燃，正对血海穴，与穴位局部皮肤成90°，距皮肤2~3厘米。每次10~20分钟。

注意事项

①艾灸时，热度以能耐受的最大热感为佳。

②对于体虚、局部知觉迟钝的妈妈，操作时可将中、食两指分开，置于施灸部位的两侧，这样可以通过手指的感觉来测知穴位局部的受热程度，以便随时调节施灸的距离，防止烫伤。

❀ 六孔艾灸盒灸

艾灸器材： 艾条

最佳体位： 站位、坐位

步骤

①产后妈妈先取仰卧位，将艾条点燃后分别插入艾灸盒孔中。将艾灸盒放在腹部。

②接着产后妈妈再取俯卧位，把艾灸盒放在腰上。每次盒灸1小时，每天1次。

注意事项

①如果此时艾条已经燃尽，则换新的点燃插上。

②需注意的是艾灸过程中，灸盒会变烫，届时可用毛巾裹着艾灸盒。

③艾灸结束，艾条的熄灭一定要彻底。

刮痧法

刮痧介质：
刮痧板、刮痧油

产后妈妈要照顾宝宝，本来已经很累了，可是却还要经常忍受全身酸痛，身心俱疲，真是"可怜天下父母心"。刮痧可以调节肌肉的收缩和舒张，促进刮拭组织周围的血液循环，从而起到"活血化瘀""祛瘀生新"的作用。

❀ 面刮法

最佳体位： 坐位、站位、俯卧位
术前放松： 产后妈妈在疼痛部位涂抹刮痧油，并轻轻揉按。

步骤

①产后妈妈取坐位。用刮痧板在四肢疼痛处由上至下刮，反复刮拭。

②产后妈妈取站位。用刮痧板在腹部由左到右，由上到下刮。

③产后妈妈取俯卧位。施术者用刮痧板在背部沿着脊柱由上至下，单向刮。刮至肌肤微红。

注意事项

①力度以产后妈妈能承受的力道为限。

②要掌握手法轻重，由上而下顺刮。

③时时保持肌肤润滑，以免刮伤皮肤。

④饱食后或饥饿时不宜刮痧。

药浴法

配方：
炒当归10克，伸筋草30克，红花10克，独活10克，杜仲15克。

宋玉在《神女赋》中说："沐兰泽，含若芳。"可见药物泡澡，古已有之。自周朝开始，就流行"香汤浴"，到唐朝更是风靡一时，连杨贵妃这个绝代风华的美人都对药浴青睐有加。

加入中药的药浴不光具有沐浴的功能，还可通过皮肤充分吸收中药成分，疏通筋骨关节，改善体内的水分分布和血液循环，起到祛病、护肤、美容的作用。生草乌、伸筋草能祛风散寒；当归能活血止痛，补血生肌；杜仲则有补肝肾、强筋骨的功效。用这些药材来泡澡，相信很快就能把妈妈们从疼痛中解脱出来。

步骤

①用5000毫升水，浸泡药材20分钟。

②熬药30分钟，自水开后计时。

③再把中药材的药渣沥掉，剩下这个热滚滚的药汤，就是我们要拿来泡澡的好东西了。

④将浴缸放在避风的密室，再将珍贵的药汤倒进浴缸后，还要放拍打过的姜母，以及一瓶米酒，因为这两样东西会促进血液循环，帮助你的身体吸收这些中药材。

⑤先淋浴后泡浴，或先洗头和脸再泡浴。25分钟为宜。疗程一般为15天或更长(外感风寒除外)。

注意事项

①浴后无须再冲洗，直接擦干即可。

②产后体质较虚的妈妈，注意掌握入浴的时间及浴水的温度，如果在泡药浴的过程中流汗较多，则出浴以后喝杯水，然后上床避风，盖好被子后就静静躺着。

③不宜空腹，也不宜餐后即浴。

④忌同时应用肥皂或其他浴液、浴波、浴露，以免影响药效。

⑤浸泡场地应注意通风良好，但不可受寒。

⑥皮肤有较大面积的创口时应该慎用。

8. 新妈妈为什么产后容易得痔疮

我奶奶说以前的女人最怕在夏天生孩子，以前的蚊帐密不透风，生完孩子要紧闭门窗，还要挂上蚊帐，头上还要系一条毛巾，要长衣长裤，棉布袜子，捂得紧紧的，不知道捂出来多少病。但是我的身边却有截然相反的例子。我们小区的小杨生完孩子第七天出院，第八天就走着去公司逛了一趟。第十天去了超市购物。第十二天又上街给小孩买小床、小车。买小床时有点口渴，还吃了个冰淇淋。在家里，他们每天都是开着窗户，对流风直接吹着，衣服穿的 T 恤、短裤。肢体关节、头并无疼痛，也并无乏力、畏寒、倦怠之类的症状出现。

这让人匪夷所思。但是仔细想来，却也合情合理，为啥？因为这位妈妈肯定孕前就是个脏腑阴阳调和、气血充盈、经脉通畅之人。

任脉为阴脉之海。任脉不通，阴阳就会失衡，阴不能制阳，产后妈妈就会有怕热，稍有运动，就会汗出的现象；如果在任脉循行过程中的胃脘部不通，则容易胃脘痛，出现胃部症状如呕吐、腹泻；如果任脉循行中的胸段不通，再加上产后妈妈体质较虚，或反复受寒邪侵袭，就容易诱发支气管哮喘，慢性支气管炎；而如果产后妈妈体质较虚，任脉循行的起始段不通，又会出现下腹部不通的病症，如长子宫肌瘤、不孕症、痛经，这些都是由于气机阻滞，阳气不能升发，血蓄于内的结果，也会出现局部皮肤有绿豆大小的脂肪颗粒，或是经络循行的局部有色素沉着；产后妈妈气机不畅，表现为爱叹气，叹气后则倍感舒服。

督脉为阳脉之海。督脉不通，阴阳也会失衡，导致产后妈妈体内阳气不足。首先表现为肢体怕冷，夜晚喜欢蜷缩着睡觉，再加上带小孩子，晚上经常要起来给宝宝盖被子，也许不经意间，就感冒发热了；遇到天阴，或湿气较大的天气，就会有头晕头痛、犯困、头目不清，而天气晴朗的天气，则倍感心情舒畅；颈胸腰骶椎恰恰是人体督脉循行所过之处，所以督脉不通也容易出现颈项僵硬疼痛、颈椎病、腰椎间盘突出、腰骶部疼痛等问题。这些都与产后妈妈分娩之后，元气亏虚，肾精大大耗伤有着密切的联系。督脉起始部，在腹腔有直肠，有子宫，故产后妈妈若督脉不通，肠道不通，便发为痔疮、便秘。

刮痧法

选穴汇总：
百会穴　肾腧穴　白环腧穴　关元穴

❀ 简单找穴法

百会穴 ——

—— 肾腧穴

—— 白环腧穴

关元穴 ——

❀ 刮痧法

步骤

①点揉百会3~5分钟，同时提肛。

②刮拭腰部的肾腧穴，关元可以先用手轻揉之后再刮痧，上下肢的穴位用刮痧板较厚侧适当重刮。刮至皮肤发红，皮下紫色痧斑形成为止。

预防调护

多摄取水分及膳食纤维。便秘是引起痔疮的一个很常见原因，为预防便秘，应多喝水及多吃富含膳食纤维的食物，多吃水果蔬菜。不能过量食用辛辣刺激性的食物。

排便时间不能过长。改正一边排便一边看书报的习惯。不要连续几个小时一直坐着不动，每小时至少应该起身活动5分钟。合理控制体重，体重较大的人易出现痔疮。痔疮患部可能会发痒，避免用手去抓挠，防止痔疮患部皮肤破损，引起感染。痔疮患者应避免用力提重物或做很费力的运动，防止腹压增大，导致痔核脱出。每天坐热水浴，有助于促进患部的血液循环，并能保持患部清洁。

9. 重拾激情，拒绝产后性冷淡

在中国传统的道德教育里，女性的贤良淑德往往体现在克制、矜持上，特别是在性方面，更是要节制，如果说自己主动要求，则大有可能被视为淫妇。所以长久以来传统观念的畸形，导致了大多数中国女性都患有一定程度的性冷淡。

然而，性冷淡并不是一种美德，而是一种病，会对家庭的美满与和谐带来影响，所以产后妈妈们千万不能忽视。

治疗性冷淡不仅可以通过刮痧按摩等比较常见的方法来解决，还可以用中药熬制成浓汤来泡澡，方法简单，过程轻松又愉快。

女人，产后冷暖谁知

小璇是我的好朋友的孩子，从小学习成绩在班里数一数二，高考时一路披荆斩棘考上国内著名大学。大学毕业之后又很幸运地进入某国家单位工作。她的人生之路可谓十分平坦，再加上长相清秀、性格温柔，在单位里成了未婚小伙儿们争相追逐的对象。

在家人和朋友的撮合下，小璇半年前和本单位一个年轻帅气的小伙子喜结连理。蜜月里俩人一直甜甜蜜蜜，好几次碰到他们，都是一副恩爱的样子。

最近听说小璇两个月前生了一个女儿，因为我一直忙，都没时间去看望她一下。后来工作的事情告一段落了，我就买了些礼品到她家去，却见她一副憔悴不堪的样子。我问她是怎么回事，她说是照顾孩子太累了，说生完小孩从医院出来后，她每天的工作除了照顾小孩还是照顾小孩，睡得比谁都晚，起得比谁都早，干得比谁都多，有时累到站着都能睡着的地步。而且小家伙很不安分，常常大半夜不睡，又哭又闹的，弄得她实在分身乏术了。可即使这样，她说还是两边都不讨好。我问她为什么，她说她每天照顾小孩那么累，她丈夫都很少帮她分担一些家务。每次半夜小家伙哭闹的时候，他总是把她推醒了，然后自己继续倒头大睡。每次她都觉得气不打一处来，孩子又不是她一个人的，凭什么所有最苦最累的活都得由自己干，他却可以坐享其成？可是吵闹了半天也没用，最后还是得自己去照顾小孩。后来每次丈夫向她提出同房的要求，她总是推托说自己很累，没兴趣。刚开始丈夫觉得她应该是在赌气，可是久而久之，心里难免有些不高兴了，还指责她不解风情，有意冷落他。

历经了身材走样的漫长孕期，带着生产时留下的伤口，产后，一半的新妈妈至少在半年内对性爱丧失兴趣，陷入了缺乏激情的尴尬中，这让夫妻双方的生活也陷入了低潮。

产后性冷淡由三方面因素造成：

生理因素

在孕期为了胎儿的安全，母亲雌激素水平处于较低的状态，以免孕期因性兴奋而引起性高潮，产生子宫收缩而危害胎儿生命安全。

产后的妇女雌激素水平需要逐渐恢复，尤其哺乳的妇女，卵巢功能受抑制，不能排卵，没有形成内分泌周期，对性功能也有一定影响。

心理因素

产后作为新妈妈，精神和注意力几乎全在宝宝身上，几乎达到忘我的境地，往往忽略了丈夫的需求，在表现上会出现没兴趣，没要求。一个新的家庭成员，时时牵动着母亲的心，孩子的一举一动，一声啼哭都使母亲措手不及，因此白天黑夜由于看护婴儿的劳累，当丈夫有要求时也会以种种借口进行推辞，表现出性冷漠。

一些母亲会认为"我费这么大劲生出孩子，你就应该善待我，少骚扰我"。这些心理上的错位，会影响性生活的和谐。

分娩疼痛的记忆

分娩经过，无论是顺产还是剖宫产都是刻骨铭心的。孕末期阴道经过孕期激素的作用，充血、松软、皱襞展平；自然分娩可能会有撕裂伤和侧切伤口；在几个甚至十几个小时的阵痛和一朝分娩的经历后，阴道很脆弱娇嫩，需要慢慢恢复。月子期间，我们在42天产后检查时会看到大多数产后妈妈的阴道仍然充血、稚嫩、敏感。因此产后的新妈妈往往对性生活望而却步。

俗话说："有苗不愁长"，因此不要把所有的心思全集中在孩子身上，只要给孩子适当的关注就足够了。孩子是母亲的心肝宝贝，丈夫更是自己的贴心人，而且还是一个跟自己白头到老、共度一生的人。所以妈妈们要把一部分精力放在丈夫身上，放在家庭建设和婚姻的磨合上，正确处理家庭的各种矛盾，正确处理家庭的各种关系，主动地去关心自己的丈夫，满足丈夫的需求，才能使家庭幸福。

按摩法

刮痧介质：
关元穴　气海穴　中极穴　肾腧穴

　　性冷淡，中医属于肾阳不足范畴。肾主生殖，肾阳不足，则无力无欲，所以治疗时以益肾温阳利水为主。关元、气海，前面已多次提到，为大补元气之意；中极能温肾阳，利肾水；肾腧，是肾在膀胱经出入的穴道，按摩此穴对肾大有裨益。

简单找穴法

关元穴：肚脐下方四指距离处。

气海穴：脐下两指处。

中极穴：脐下五指。

肾腧穴：双手放在腰侧髂骨上，四指朝前，拇指朝后，两拇指触碰到的位置即是第4腰椎骨，往上三指处是第2腰椎骨，在第2腰椎棘突下再旁开两指的位置即是肾腧穴。

✿ 按摩手法一：揉法

按摩介质： 按摩油、润肤露

最佳体位： 仰卧位

术前放松： 施术者将按摩油或润肤露均匀涂抹在产后妈妈的腹部，并轻轻按摩。

步骤

①产后妈妈取仰卧位，暴露出腹部。施术者用两掌均匀有力地揉捏腹部肌肉。

②会阴部位的按摩得由产后妈妈自己来，方法同上，产后妈妈用两手均匀有力地揉捏该穴位周围的肌肉，直至肌肤感觉微热即可。

注意事项

注意揉与按的力度，动作要协调、连贯、自然，一气呵成。

✿ 按摩手法二：掌擦法

按摩介质： 市售丰胸液、丰胸乳

最佳体位： 坐位、站位

术前放松： 产后妈妈把丰胸液或丰胸乳均匀柔和地涂抹在整个乳房上，并轻轻按摩。

步骤

①产后妈妈取坐位。将两掌紧贴胸部外侧，用掌面由乳房的外侧均匀柔和地往下摩擦至乳房根部，再由乳根沿着乳沟往上摩擦。

②接着用右手紧贴锁骨下方的胸部肌肉，左手则放至乳房外侧。用右掌根自胸大肌正中部着力，横向推按左侧乳房至腋下，同时，左手沿着乳房外缘向内侧用力。两手同时用力进行摩擦。

注意事项

①注意摩与移协调、连贯，流畅自然，一气呵成。

②用莲蓬头以冷热水交换刺激胸部的穴位，也能达到使胸部紧实的效果。

✿ 按摩手法三：点按

按摩介质：市售丰胸液、丰胸乳

最佳体位：仰卧位

术前放松：施术者将按摩油或润肤露均匀涂抹在产后妈妈的腹部，并轻轻按摩。

步骤

产后妈妈取跪位或站位。分别按压关元、气海、中极、肾腧等穴。每个穴位点按2~3分钟。

关元穴

气海穴

中极穴

肾腧穴

灸疗法

刮痧介质：
关元穴 气海穴 中极穴 肾腧穴

跟上面特效穴位按摩的原理一样，艾灸关元、气海、中极、水道、肾腧、涌泉等穴，是为了达到益肾温阳利水的功效，使肾脏功能得以恢复，身体的这些问题也就迎刃而解了。

简单找穴法

关元穴： 肚脐下方四指距离处。调和阴阳，补肾壮阳。

气海穴： 脐下两指处。是大补元气之穴。

中极穴： 脐下五指处。能温肾阳，利肾水。

肾腧穴： 双手放在腰侧髂骨上，四指朝前，拇指朝后，两拇指触碰到的位置即是第4腰椎骨，往上三指处是第2腰椎骨，在第2腰椎棘突下再旁开两指的位置即是肾腧穴。

❀ 六孔艾灸盒灸

艾灸器材： 六孔艾灸盒、六根艾条

最佳体位： 仰卧位

步骤

产后妈妈取仰卧位。将艾条点燃后分别插入艾灸盒孔中，然后把艾灸盒放在腹部上。

注意事项

①艾灸过程中，灸盒会变烫，届时可用毛巾裹着艾灸盒。

②艾灸结束后，艾条的熄灭一定要彻底。

❀ 悬灸

艾灸器材： 艾条

最佳体位： 坐位

步骤

产后妈妈取坐位。将艾条的一端点燃，正对关元穴、气海穴、中极穴、肾腧穴，与穴位局部皮肤成90°；距皮肤2~3厘米。每次10~20分钟。

注意事项

①艾灸时，热度以能耐受的最大热感为佳。

②对于体虚、局部知觉迟钝的妈妈，操作时可将中、食两指分开，置于施灸部位的两侧，这样可以通过手指的感觉来测知穴位局部的受热程度，以便随时调节施灸的距离，防止烫伤。

中药坐浴

坐浴法就是用药物煮成浓汤，倒入盆中，然后坐在盆中沐浴的办法。坐浴可使药液直接侵入肛门或阴道，使药液能较长时间作用在病变部位，同时借助热力的作用，促使皮肤黏膜吸收药物成分，使其在体内发挥相应的功效，对治疗性冷淡有很好的疗效。

产后妈妈将多味中药熬制成浓浓的药汤，坐在盆中，放松心情，尽情享受珍贵药材的浸润，让烦恼随着袅袅升起的水汽一起消失。

配方：

丹参、红藤、败酱草、蒲公英各20克，黄檗、黄连、虎杖各15克，红花、莪术各12克，广木香10克。（加减：食少腹痛明显者，加乳香、没药各10克；食少、白带多者，去黄连，加鸡内金、川楝子各15克。）

步骤

①用5000毫升水将药材浸泡20分钟。

②熬药30分钟，自水烧开后开始计时。

③把中药材的渣渣沥掉，剩下这个热滚滚的药汤，就是我们要拿来泡澡的好东西了。

④将浴缸放在避风的密室，再将珍贵的药汤倒进浴缸中，妈妈们要趁热坐浴，一直到药液冷却后起身。每日1~2次。

注意事项

①药汤温度要适宜，不能过热，以免烫伤皮肤、黏膜。

②产后体质较虚的妈妈，注意掌握入浴的时间及药汤的温度。如果在泡药浴的过程中流汗较多，则出浴以后喝杯水，然后上床避风，盖好被子后静静躺着。

③不宜空腹，也不宜餐后即浴。

④忌同时应用肥皂或其他浴液、浴波、浴露，以免影响药效。

⑤浸泡场地应注意通风良好，但应避免受寒。

⑥当皮肤上有较大面积创口时应慎用。

10. 产后为什么白带增多了

男人们都喜欢夏天，因为在夏天可以看到衣着清爽的性感美女。可惜男人们不知道，夏日的阳光虽然让女性享受了性感的特权，却也带给女性很多烦恼！

因为女人的生理结构和男人不同，女性私处总会分泌一些白色透明状像鸡蛋清之类的东西，医生称之为白带。

正常情况下白带无味无刺激性，它含有乳酸杆菌、溶菌酶和抗体，能够有效抑制在私处生长的细菌，是女性身体健康的一剂良药。和老公亲热的时候，它还有润滑的作用。但如果私处有炎症，它就会变得跟糨糊一样浓稠，多得吓人。尤其是闷热的夏天，稍不注意可能还会产生臭味。

这些症状往往使得她们都不愿出门，哪还顾得上穿性感的衣服出去享受男人们艳羡的目光呢？有男人说，去买点洗液回来洗洗不就没事了。可他们怎么能明白，这些药只治标不治本，往往一旦停药，私处不干净的感觉又立刻会出现。那到底是什么原因引起的白带异常呢？许多患者都问过这个问题，其实这得从我们自己的身体来找原因。从中医学角度来说，女性白带过多主要有三方面的原因：

一是脾虚

因为脾是运化水湿的，脾虚了，运化水湿的能力也会减弱，造成人体气血不足。气不足，那么脾收摄的能力就会下降，藏不住东西，所以白带的量比较多。

三是湿热

外部环境湿热和自身内湿都易损伤任、冲二脉，从而形成带下。所以白带过多、有异味的女性，要根据自己的实际情况对症下药，不能不辨病因地胡乱用药。

二是肾虚

肾主水，肾虚也会导致水的气化与运输不畅，造成阴液下行，酿成带下病。这类女性白带量比较多，质稀，还会出现腰酸、怕冷的症状。

灸疗法

刮痧介质：
水道穴　气海穴　中极穴　带脉穴

简单找穴法

水道穴：在下腹部，当脐中下3寸，距前正中线2寸处。艾灸此穴有利水、通淋、消肿的作用，能有效去湿，缓解白带异常。

气海穴：在下腹部，前正中线上，当脐中下1.5寸处。艾灸此穴能有效提升体内阳气，有助于脾的升提功能发挥。

中极穴：在腹部，前正中线上，脐下4寸处。艾灸此穴能益肾兴阳，化湿驱邪，对治疗白带异常有很好的效果。

按摩法

刮痧介质：
水道穴　气海穴　中极穴　带脉穴

步骤

①产后妈妈仰卧，医者站于其旁。用手掌推摩小腹部数次。按压气海，用双拇指相对按压带脉。

②用手掌按揉大腿内侧数次。痛点部位多施手法，使皮下组织有热感为度。取穴：血海、阴陵泉、三阴交。

③产后妈妈俯卧，医者站于其旁。用手掌揉腰骶部数次，然后取阳关穴。用手掌搓腰骶部2~3分钟，使皮下有热感，并可传至小腹部。以上手法有消炎止带和温暖子宫的作用。

11. 冷饭冷菜吃不得

　　有的新妈妈喜欢吃冷饭或者凉拌菜，这是不科学的。生冷之物易损伤脾胃，影响消化功能，会造成腹泻；易致瘀血滞留，对身体不利，会引起产后腹痛、恶露不行等疾病。还有一些凉拌菜虽然爽口不油腻，但未经高温消毒，很可能有细菌藏匿其中，新妈妈体质较弱，抵抗力差，容易引起胃肠炎等消化道疾病。

　　坐月子的新妈妈一定要吃热的食物，从冰箱里拿出来的水果和菜最好温热后再吃。

12. 吃巧克力有禁忌

　　很多新妈妈喜欢吃甜食，然而巧克力却不适合在月子里食用。常吃巧克力，会影响食欲，影响正常必需的营养元素的吸收，而且巧克力热量高，大量食用会增加体重，影响新妈妈的身体健康。研究还证实，过多食用巧克力，对哺乳宝宝的发育会产生不良的影响。这是因为巧克力所含的可可碱和咖啡因会渗入母乳并在宝宝体内蓄积，损伤宝宝的神经系统和心脏，并使肌肉松弛、排尿量增加，最终会导致宝宝消化不良、睡眠不稳、哭闹不停。

13. 不宜喝浓茶、咖啡、碳酸饮料

怀孕时，大家都知道茶水、咖啡、碳酸饮料对腹内胎儿不利，那是不是分娩后就可以饮用这些饮料了呢？茶水和碳酸饮料容易导致新妈妈贫血。茶叶中含有鞣酸，很多碳酸饮料中含有大量的磷酸盐，这些都会影响肠道对铁的吸收，容易导致新妈妈发生缺铁性贫血。

茶水和咖啡中含有咖啡因，新妈妈饮用茶水后不仅难以入睡、影响体力恢复，咖啡因还可通过乳汁进入宝宝的身体内，易导致肠痉挛。常喝茶、喝咖啡的新妈妈哺育的宝宝经常无缘无故啼哭，就是因为肠痉挛产生疼痛引起的。

14. 产后3个月内忌多吃味精

为了避免婴儿出现缺锌症，新妈妈应少吃或忌吃味精。如果产后哺乳的新妈妈食用过量味精，味精中含有的谷氨酸钠就会通过乳汁进入婴儿体内，而过量的谷氨酸钠对婴儿，尤其是12周以内的婴儿的发育会造成严重影响。它能与婴儿血液中的锌发生特异性的结合，生成不能被机体吸收的谷氨酸，并随尿液排出，从而造成婴儿出现缺锌症。这样，婴儿不仅易出现味觉差、厌食等症，严重的还会造成智力减退、生长发育迟缓等不良后果。

15. 月子期间喝什么水

月子里不能喝的水有以下几种:

生水。 生水中往往存留着对人体有害的细菌、病毒和寄生虫，喝后易造成腹泻，并容易引起急性胃肠炎、痢疾等症。另外，自来水中的氯和水中残留的有机物相互作用，会产生一种名为"三羟基"的致癌物质，饮用后对产妇和新生儿都有不良影响。

久沸水。 据科学研究显示，人长久喝久沸或反复沸腾的开水容易引发血液中毒。这是因为久沸和反复沸腾后的水，水中的亚硝酸盐、亚硝酸根离子以及砷等有害物质的浓度相对增加，人喝了以后会增加体内不含氧的高铁血红蛋白量，从而造成血液中毒。月子里的产妇，本身身体就较常人虚弱，抵抗力差，更需要科学饮食，杜绝一些有害物质。

老化水。 老化水是指长时间储存没有换的水。热水瓶中储存时间超过48小时的开水就是典型的老化水，随着瓶内水温的逐渐下降，水中含氯的有机物不断被分解成有害的亚硝酸盐，对产妇身体的内环境极为不利。资料表明，长期饮用老化水，可能诱发食管癌、胃癌，并会使未成年人细胞新陈代谢减慢，影响身体发育。

16. 产后第6周营养月子餐

鲜虾汤粉

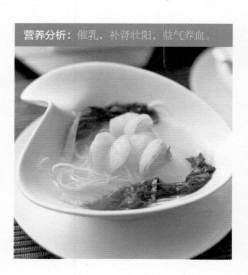

营养分析： 催乳，补肾壮阳，益气养血。

🍲 食材：

虾400克，米粉100克，姜片、盐、料酒、胡椒粉各适量，生菜两片。

🍳 做法：

1.锅中烧开水，放入米粉煮熟后捞出；虾剪去虾线，洗净。

2.热油锅中倒入虾翻炒至变色，加盐、料酒、胡椒粉炒匀，再加清水煮沸。

3.最后放入生菜、米粉稍煮即可。

温馨提示：

粉丝过水，有清洗的作用，这样会使虾汤更干净清澈。

三丝炒里脊

营养分析： 补肾养血、滋阴润燥。

🍲 食材：

杏鲍菇50克，彩椒20克，里脊肉80克，姜丝、盐、糖、料酒、生抽、胡椒粉、鸡精各少许。

🍳 做法：

1.里脊肉洗净切条，用盐、糖、料酒拌好入味，杏鲍菇、彩椒切丝备用。

2.把杏鲍菇、彩椒放开水焯八分熟，捞出。

3.锅里油热，放姜丝爆香，放肉丝，加料酒，煸炒至转色。

4.放杏鲍菇、彩椒丝煸炒2分钟左右，加一点水，焖一下。

5.放盐、生抽、胡椒粉、鸡精调味即可。

迷你西红柿盅

⑪ 食材：

西红柿1个，豌豆、玉米粒各50克，胡萝卜25克，盐、黑胡椒各适量。

⚪ 做法：

1.西红柿洗净，切掉顶部，用勺子将其内部挖空；胡萝卜切成粒。

2.热油锅中放豌豆、玉米粒、胡萝卜粒，加盐和黑胡椒粉炒匀，制成馅料。

3.馅料填入空心西红柿内，西红柿放烤箱烤熟即可。

温馨提示：

1.西红柿最好挑稍大点的，不然装的东西很少。

2.烤制西红柿时，可盖上一层锡箔纸，防止烤焦。

3.挖空西红柿时，动作要轻柔，以免将其挖漏。

营养分析：消除疲劳，增强食欲。

麻油猪肝

⑪ 食材：

猪肝100克，青椒30克，生姜片20克，黑麻油适量，熟白芝麻少许。

⚪ 做法：

1.新鲜猪肝洗净切成薄片。

2.锅里放入适量黑麻油，放入姜片小火煎黄煎香。

3.倒入切好的猪肝，中火煎至猪肝变色收缩，撒上少许熟白芝麻即可。

温馨提示：

新鲜的猪肝不好切薄，可以放入冷冻柜冷冻至稍稍变硬，再拿出来切片。

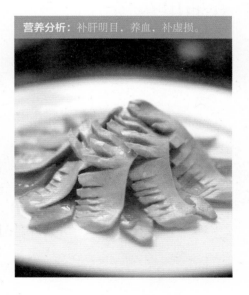

营养分析：补肝明目，养血，补虚损。

姜蓉粉丝蒸元贝

🍲 **食材：**

元贝2个，粉丝20克，姜适量。

🍳 **做法：**

1.元贝洗净挖去肠肚，用刷子把贝壳刷干净；姜去皮切小块，加适量水，放入榨汁机中打碎；粉丝用热水泡发，剪成5厘米长。

2.热油锅中放入姜蓉爆香，将粉丝、姜蓉放在元贝肉上，锅中烧开水，放入元贝，中火蒸5分钟即可。

温馨提示：

1.清理元贝时，仅留取白色的扇贝肌和周边的红色部分。

2.蒸好的粉丝元贝要趁热食用，才能保证鲜香嫩滑的口感。

营养分析： 祛寒驱湿，补气养血，安神。

麻油甲鱼汤

🍲 **食材：**

甲鱼200克，山药50克，骨碎补10克，枸杞5克，葱、姜，料酒、盐各少许。

🍳 **做法：**

1.将甲鱼放入热水中宰杀，剖开，去肠、脏并洗净。

2.将山药去皮，洗净后切成块。

3.在砂锅里加入适量清水及姜、葱、料酒、盐，并加入骨碎补、枸杞、山药、甲鱼一起炖熟即可。

温馨提示：

1.清理甲鱼时，用开水烫一下甲鱼，以去除腥皮。

2.甲鱼要即宰即烹，以免死后体内积聚毒素。

营养分析： 补肾，强腰，益气，止消渴。